I0337824

www.ingramcontent.com/pod-product-compliance
Lightning Source LLC
Chambersburg PA
CBHW032017290426
44109CB00013B/697
9780648588993

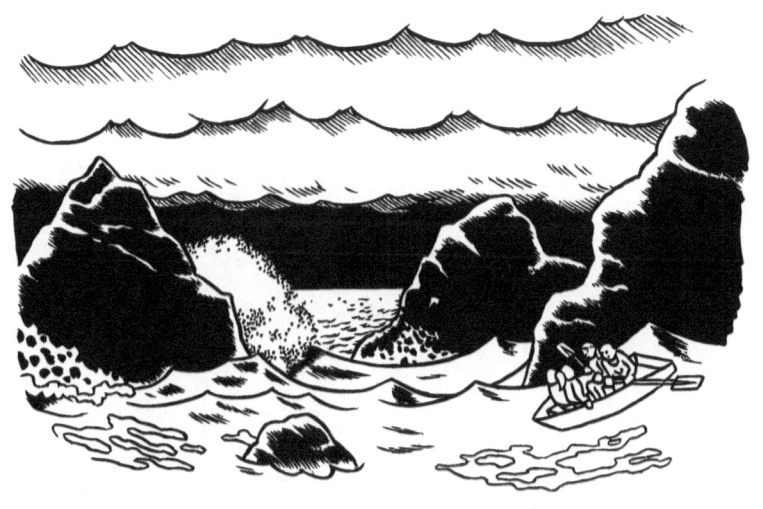

العلاج العائلي لمرض فقدان الشهية العصابي: طريق الشفاء

دليل المهارات للآباء والأمهات الذين يقدمون العلاج الأسري (FBT) للأطفال والفتيات المراهقات المصابات بفقدان الشهية العصبي

MARIA GANCI

ماريا جانكي

تم النشر في أستراليا بواسطة

دار نشر LMD Publishing

ملبورن، أستراليا

تم نشره في أول مرة في أستراليا عام 2015.

حقوق النشر للكاتبة ماريا جانشي©2015

تصميم الغلاف: Sophie White

كل الحقوق محفوظة. لا يجوز إعادة إنتاج أي جزء من هذا العمل أو تخزينه في نظام استرجاع أو نقله بأي شكل أو بأي وسيلة دون الحصول على إذن كتابي مسبق من الناشر، كما لا يجوز توزيعه بأي شكل آخر في أي شكل من أشكال الارتباط أو الغلاف بخلاف الشكل الذي تم نشره فيه وبدون فرض أي شرط مماثل على المشتري لاحقًا.

مكتبة أستراليا الوطنية مدخل الفهرسة في النشر

ماريا جانشي، مؤلفة

النجاة مع العلاج القائم على الأسرة: دليل مهارات للآباء الذين يخوضون رحلة العلاج القائم على الأسرة مع بناتهم من الأطفال والمراهقات المصابات بفقدان الشهية العصبي.

أماندا سبيدنج، محررة

الرقم العالمي الموحد للكتاب: 978-0-6485889-9-3

المواضيع: اضطرابات الأكل - العلاج - فقدان الشهية العصابي - فقدان الشهية عند الأطفال - المرضى - العلاقات الأسرية - فقدان الشهية في مرحلة المراهقة -العلاقات الأسرية مع المرضى.

صورة الغلاف قامت بتصويرها ستديوهات سكويش-فايس

تنسيق وتصميم الغلاف قام بهم مصمم الجرافيك orportni_oediv

تمت الطباعة بواسطة Ingram Spark

فونط الخط المستخدم هو المسيري بحجم 12 نقطة

تنويه

تم اتخاذ كافة الاحتياطات والإجراءات اللازمة لإعداد وطرح المعلومات الواردة بالكتاب، مع إخلاء مسؤولية الناشر والمؤلف عن أي أضرار قد تنتج عن سوء تفسير أو فهم خاطئ لمحتوى الكتاب. يرجى العلم أن جميع بيانات التواصل الواردة في هذا الكتاب حديثة وسارية وقت النشر، ولكنها عرضة للتغيير.

تستند النصائح المقدمة في هذا الكتاب على خبرة الآباء مع ابنائهم المرضى والأطباء وتجاربهم مع العلاج القائم على الأسرة (والمعروف اختصارًا بـ FBT) للتغلب على فقدان الشهية العصابي. ومن المتوقع أن يكون مستخدمي هذا الكتاب يخوضون أو على وشك خوض تجربة مماثلة. ونؤكد على ضرورة استشارة المتخصصين المعنيين عند التعرض لبعض المشكلات الحرجة. لا يتحمل المؤلف و/أو الناشر أي مسؤولية تجاه أي شخص فيما يتعلق بأي خسارة أو ضرر ناجم بشكل مباشر أو غير مباشر عن المعلومات الواردة في هذا الكتاب.

نبذة عن المؤلفة

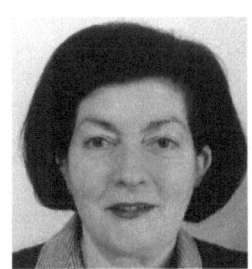

ماريا جانشي هي أخصائية اجتماعية مسجلة في مجال الصحة العقلية السريرية ومعالجة بالتحليل النفسي للأطفال والمراهقين. بدأ اهتمام ماريا باضطرابات الأكل في عام 2005، وفي 2007 كانت أحد الأعضاء المؤسسين لبرنامج متخصص في اضطرابات الأكل بمستشفى الأطفال الملكي في ملبورن، ومنذ ذلك الوقت ركزت فقط على توفير العلاج القائم على الأسرة والعلاج المستهدف للمراهقين، حيث قادها التزامها تجاه العائلات إلى إكمال شهادة الدراسات العليا في التغذية من جامعة ديكين.

أثناء عملها في البرنامج المتخصص في اضطراب الأكل، أصبحت الدكتورة ماريا جانشي المتخصصة الرئيسية للعلاج القائم على الأسرة في تجربة عشوائية مربوطة بمجموعة تحكم، حيث كان غرض هذه التجربة مقارنة فعالية علاجين لفقدان الشهية العصابي لدى المراهقات، وهما العلاج الأسري والعلاج المرتكز على الوالدين، وذلك تحت إشراف البروفيسور دانييل لي-غرانج والدكتورة كاثرين لوب، وكلاهما خبيران عالميان في مجال اضطرابات الأكل.

في عام 2014، تم قبول ماريا جانشي كعضو هيئة تدريس في معهد تدريب اضطرابات الأكل لدى الأطفال والمراهقات في شيكاغو بالولايات المتحدة الأمريكية، وهي تقدم حاليًا خدمات إشراف وتدريب واستشارات معتمدة على فيما يخص العلاج القائم على الأسرة. لمزيد من المعلومات قم بزيارة موقعها على الانترنت www.mariaganci.com

يرجى عدم نسخ أو توزيع المعلومات الواردة بالكتاب دون التواصل مع المؤلفة. آخر تحديث للمحتوى الإنجليزي الأصلي كان في يوليو 2015، وتمت الترجمة للعربية في فبراير 2024.

إهداء

إلى جميع العائلات التي تخوض رحلة صعبة نحو الشفاء والتعافي. أتمنى أن يمنحكم هذا الكتاب المعرفة والقوة والشجاعة لإكمال رحلتكم بنجاح.

شكر وتقدير

على مدار سنوات طوال من البحث وعلاج الكثير من حالات فقدان الشهية العصابي، كان العديد من الآباء والأمهات يطلبون دائمًا المزيد من المعلومات لفهم اضطراب الأنوريكسيا، وكذلك كيفية السيطرة عليه ومساعدة أطفالهم في رحلة التعافي.

واليوم نُقدم لكم هذا الدليل الشامل والنابع من تلك الطلبات المتكررة، حيث تم كتابته خصيصًا للآباء الذين يتبعون العلاج القائم على الأسرة لفقدان الشهية العصابي مع أطفالهم المراهقات. غير ذلك، يعتمد الكتاب على تقديم وعرض المعارف التي تم جمعها خلال العديد من السنوات التي قضيناها في التجارب العملية والأبحاث حول كيفية نجاح رحلة التعافي، بما في ذلك التعرض لدور الوالدين وطرح ما يمكنهم فعله لتعزيز تعافي ابنتهما.

أتقدم أيضًا بخالص الشكر لمئات الأسر التي قمت بإرشادها خلال رحلة العلاج القائم على الأسرة، والتي بدون تجاربهم لم يكن هذا الدليل ليصبح بين يديكم الآن! ذلك لأنهم عملوا معي وسمحوا لي بالتعلم منهم ومشاركة آلامهم ونجاحاتهم، فأنا ممتنة إلى الأبد لكم جميعًا، وأوجه خالص الشكر للأسر التي ساهمت بنصائحهم وأفكارهم الخاصة في هذا الدليل.

وتمامًا كما يتطلب علاج فقدان الشهية العصابي نهجًا جماعيًا ودعمًا من الأسرة، يحتاج المعالج أيضًا إلى دعم من الزملاء والمنظمة التي يعمل بها، ولذلك أوجه خالص الشكر والتقدير لجميع زملائي في مستشفى الأطفال الملكي في أستراليا على دعمهم المستمر، كما أنني أعلن أمتناني لجميع الفرص التي قدمتها لي المنظمة لتطوير وتعزيز مهاراتي. خالص الشكر أيضًا للبروفيسور دانيال لوجرانج والدكتورة كاثرين لوب على إشرافهما الدؤوب والصبور الذي كان يدفعني دائمًا إلى التفكير المستمر واستكشاف المزيد، وشكر خاص للدكتورة لينسي أتكينز التي بدأت واستمريت معها في رحلتي الطويلة في تقديم العلاج القائم على الأسرة، وذلك لدعمها المستمر وأفكارها الملهمة.

وأحب أن أوجه شكر خاص لمحررتي جولي بوستانس على نصائحها واقتراحاتها التي لا تنتهي، والتي بدونها لن يكون هذا الكتاب بين يديكم الآن.

وأخيرًا وليس آخرًا، خالص الشكر والامتنان لعائلتي الرائعة التي دائمًا تدعمني وتشجعني خلال كافة خطوات حياتي.

وأخيرًا وليس آخرًا، خالص الشكر والامتنان لعائلتي الرائعة التي دائمًا تدعمني وتشجعني خلال كافة خطوات حياتي.

هناك دائمًا مجال للتحسين والتطوير، فإذا كان لديك ما تقدمه لتحسين هذا المحتوى من خلال تجربتك الشخصية وتود مشاركته ومساعدة الآخرين به، يرجى مراسلتي عبر البريد الإلكتروني على mariaganci84@gmail.com. كما يمكن زيارة موقعي الإلكتروني للمزيد من المعلومات www.mariaganci.com

ملحوظة عن الترجمة

ستجدون عند قراءة هذا الكتاب أن الإشارة لمرضى ومريضات اضطراب فقدان الشهية العصابي تتم بصيغة المؤنث (مثل مريضة وطفلة ومراهقة وابنة) وليس المذكر (مريض وطفل ومراهق وابن)، سواء عند الإفراد أو الجمع، لكن هذا لا يعني أن فقدان الشهية العصابي يؤثر على الفتيات والنساء دون الفتيان والرجال، كما لا يعني أن توصيات ونصائح دكتورة ماريا جانشي تنطبق على المراهقات دون المراهقين.

فرغم أن تأثيرات المرض على الجنسين تختلف اختلافًا طفيفًا، وهو ما تستفيض فيه دكتورة ماريا خلال هذا الكتاب، إلا أن العلاج واحد والظروف الاجتماعية للمرض كذلك، مع استثناء بعض الحالات الطفيفة التي توضحها المؤلفة في الفصول اللاحقة من الكتاب.

لم إذًا تم اختيار صيغة المؤنث للإشارة لمرضى ومريضات فقدان الشهية العصابي؟ 9 من كل 10 من مرضى فقدان الشهية العصابي هم من الإناث، كما أن 1 من كل 100 فتاة تعاني بالفعل من فقدان الشهية العصابي. ولما كان هدف المؤلفة من هذا العمل هو توفير دليل متكامل للأمهات والآباء يفصل كيفية حماية بناتهم وأبنائهم من هذا المرض، رأت مؤلفة الكتاب بتوصية من مترجمته للعربية واستشارة من طبيب عربي خبير في مجال التغذية أن هدف الكتاب يقتضي الإشارة للمريضات بصيغة المؤنث لا المذكر.

لغة الضاد تختلف عن الإنجليزية التي تم تأليف الكتاب بها في أن العربية لغة شديدة التجنيس، بمعنى أن المخاطِب والمخاطَب والشخص الثالث في تكوين الجملة العربية يلزم توضيح جنسه إما ذكر أو أنثى، سواء في الجمع أو الإفراد، عكس الإنجليزية التي تتيح مساحة واسعة من شمول الجنسين عند وصف المخاطِب والمخاطَب جمعًا أو إفرادًا، وعند وصف الشخص الثالث جمعًا فقط. وحتى عند وصف الشخص الثالث إفرادًا بالإنجليزية، يمكن للواصف استخدام اسمًا يشمل الجنسين الذكر والأنثى (مثل استخدام Child أي طفل/ة بدلًا من Son أي ابن أو Daughter أي ابنة) لتفادي حصر الوصف على جنس دون الآخر، وهو ما اتبعته المؤلفة في هذا الكتاب.

اللغة العربية حتى عصرنا الحالي لا تسمح للكاتب بها بمثل هذا الشمول دون تغليب جنس على الآخر، وقد نرى في المستقبل حراك اجتماعي لتطوير العربية حتى تتسع لجمع الذكر والأنثى في وصف واحد دون حصر، فاللغات كلها تتطور مع الزمن مثلما نرى اليوم في اللغة الإنجليزية حراكًا لاستحداث صيغة They لتكون شاملة لمذكر ومؤنث الشخص الثالث المفرد بدلًا من تمييز He للمذكر عن She للمؤنث في السياقات التي لا ينحصر فيها الوصف على جنس دون الآخر.

حتى ذلك اليوم، سيواجه كل مترجم من الإنجليزية للعربية تحدي التجنيس الإجباري هذا ويضطر لتولية أحد الجنسين على الآخر لكن هذه التولية لا يلزم أن تكون اختيارًا عشوائيًا أو تقليدًا للوضع الغالب، فالأعقل هو الوصف بالمذكر إن كان أكثر من نصف الموصوفين ذكورًا، والوصف بالتأنيث في غير ذلك. عالمنا اليوم به من البيانات ما يكفي لتحديد إحصائية كهذه ببحث بسيط، ولحسن حظي قد سهلت دكتورة جانشي علي الأمر في أول فصول كتابها بأن أقرت أن نسبة الذكور للإناث من المرضى هي مريض واحد من كل عشرة مريضات.

الرحلة

تم إعداد هذا الدليل خصيصًا لمساعدة ودعم الأمهات والآباء في رحلتهم لاستعادة صحة أطفالهم، حيث قد يشعر معظمهم بأنها رحلة صعبة وشاقة جدًّا كأنك تبحر وسط المحيط في طقس عاصف وقاس محاولاً الوصول إلى وجهتك البعيدة التي لا تراها بعينك! نعم، فمعظم الآباء يبدؤون الرحلة بالحد الأدنى من مهارات الإبحار مما يجعلهم يتشككون في مدى جدوى هذه الرحلة كما تراودهم الأفكار السلبية حول حتمية عدم الوصول إلى وجهتم بأمان.

هناك خريطة تفصيلية لرحلة العلاج تُسمى «العلاج القائم على الأسرة» (ويطلق عليها اختصارًا FBT)، ولكنها في حقيقة الأمر خريطة صعبة على معظم الآباء ويصعب التعامل معها، خاصةً أنها تقدم بعض الممارسات الأبوية التي تتعارض مع العديد من المعتقدات الراسخة حول دور الأب والأم في حياة بناتهم الغذائية. ذلك على الرغم من أن الممارسات نفسها كانت منطقية وسهلة قبل مرض ابنتهم!

وما يجعل الأمر أكثر صعوبة هو أن ما عهدوا عليه هو أن الرحلة ستكون مكثفة ولابد من إكمالها بسرعة من أجل الوصول بابنتهم إلى الوجهة بأمان وبصحة جيدة.

وفي الواقع رحلة العلاج القائم على الأسرة صعبة بالفعل، وما يجعل الأمر أكثر صعوبة هو الطفلة نفسها؛ فهي قد لا ترغب في الذهاب مع والديها في رحلة التعافي، بل وقد تحاول تعطيل جهودهم البطولية دون سبب مقنع.

يتعين على الآباء أن يثقوا في نهج العلاج وأن يؤمنوا بقدراتهم الخاصة وإمكانية الوصول إلى الوجهة بأمان. الرحلة صعبة فعلاً ولكنها ليست مستحيلة، فكل ما تحتاجه هو التزود بالطاقة الإيجابية والالتزام بالخريطة دون الانحراف عن المسار.

تذكر أن معظم الآباء يكملون رحلتهم على الرغم من كل العقبات والعواصف التي واجهتهم، ولكنهم نسوا كل ذلك بمجرد الوصول إلى وجهتهم وتلاشي كل شيء بعودة ابنتهم سليمة بعافية كما كانت من قبل، وعادت مع ذلك حياتهم إلى طبيعتها. يقول معظم الآباء أن هذه الرحلة كانت أصعب شيء قاموا به في حياتهم، ولكن يعتبرها البعض الأعظم أيضًا.

نحن نؤمن بأن الآباء وحدهم من يستطيعون إكمال هذه الرحلة لأن حبهم الغريزي لابنتهم وارتباطهم بها سيمنحهم القوة والقدرة على تحمل الصعاب لتحقيق أهدافهم ومنح ابنتهم صحة وحياة أفضل.

الشجاعة والحب هما كل ما تحتاجونه في رحلتكم

الفهرس

ما هو فقدان الشهية العصابي؟	11
تأثير اضطراب فقدان الشهية العصابي على جسد ابنتي وابني	13
تعريف نهج العلاج القائم على الأسرة	15
فـريقـكـم العـلاجـي	20
إعـادة تـغـذية ابنـتـنا	23
الغِذاء هو الدواء	29
بعض السلوكيات التي قد تلجأ إليها ابنتكم لعدم زيادة وزنها	46
وحدة الأبوين	48
كيف يجب أن أتعامل مع ابنتي؟	55
كيف أتعامل مع نوبات غضب ابنتي؟	57
ضرورة التعرض للصدمات	63

مقدمة

تعد اضطرابات الأكل من أخطر حالات الصحة العقلية التي تهدد الحياة، وتؤثر بشكل خاص على المراهقين والشباب. يمكن للأفكار المستهلكة حول الطعام والوزن وصورة الجسم أن تلحق الضرر بالصحة البدنية والرفاهية العاطفية وتمزق العائلات. فقدان الشهية العصبي لديه أعلى معدل وفيات من أي اضطراب نفسي، والشره العصبي يجلب مضاعفات طبية خطيرة.

لفترة طويلة جدًا، اعتمد النهج الأساسي لعلاج اضطرابات الأكل فقط على العلاج النفسي الفردي وفصل المصاب عن عائلته خلال فترة حاسمة. ومع ذلك، فإننا نفهم الآن أن البيئة العائلية وديناميكياتها تلعب دورًا محوريًا في عملية التطور والتعافي من اضطراب الأكل. في العديد من الثقافات، تعتبر وحدة الأسرة حجر الأساس للهوية والدعم والشفاء. ولهذا السبب، ظهر العلاج المبني على الأسرة (FBT)، والمعروف أيضًا باسم نهج مودسلي، باعتباره علاجًا رائدًا قائمًا على الأدلة، خاصة للمراهقين.

يعد هذا الكتاب بمثابة دليل شامل للعائلات التي تتنقل في التضاريس الغادرة لتشخيص اضطرابات الأكل. بالاعتماد على عقود من الخبرة والأبحاث السريرية، توفر الفصول رؤى لا تقدر بثمن حول كيف يمكن للعائلات أن تصبح قوة نشطة في تعافي أحد أفراد أسرتها. عبر الثقافات التي تولي أهمية قصوى للأسرة، يعمل العلاج السلوكي المعرفي على تمكين الآباء ومقدمي الرعاية من تولي مسؤولية إعادة التغذية وتعطيل السلوكيات المضطربة، مع معالجة العوامل الشخصية والنفسية الأكبر في نفس الوقت.

ضمن هذه الصفحات، لن تكتسب فهمًا متعمقًا لاضطرابات الأكل وتعقيداتها فحسب، بل ستتعلم أيضًا استراتيجيات عملية لتنفيذ العلاج السلوكي المعرفي في المنزل. سوف نستكشف طرقًا لتحسين التواصل ووضع الحدود والعمل كجبهة موحدة ضد تناغم الأنا القاسي للمرض. أنت لست وحدك في هذه المعركة؛ تسلط العديد من التقاليد الثقافية الضوء على كيف أن الأسرة هي المنقذ والملاذ الآمن خلال مثل هذه الأزمات. يوفر العلاج السلوكي المعرفي (FBT) المهارات والإرشادات لنظام الأسرة بأكمله للسير معًا في الرحلة نحو التعافي الدائم.

يمكن لمعضلة اضطراب الأكل أن تهز الأسرة حتى النخاع. ولكن هناك أمل متجذر في قيمك الثقافية. يزودك هذا الكتاب بالأدوات والحكمة اللازمة لتسخير الروابط العائلية القوية في مكافحة هذه الاضطرابات القاتلة. التعافي ممكن، ودعمك العائلي المحب يمكن أن يحدث فرقًا كبيرًا.

أستاذة جيلان كرم الله رمضان أحمد

أستاذة الطب النفسي،

بكلية الطب بجامعة أسيوط، مصر

gillankaram@aun.edu.eg

ما هو فقدان الشهية العصابي؟

فقدان الشهية العصابي هو نوع من اضطرابات الطعام يؤثر على عدد كبير من المراهقات، إناثًا وذكورًا، وبدايته عادةً تكون من سن 15 لـ 19 عامًا للإناث و17 لـ 26 عامًا للذكور.* بالنسبة لدرجة شيوعه، تشير الأرقام و الإحصائيات الحالية إلى أن واحدة تقريبًا من بين كل 100 فتاة مراهقة تصاب بفقدان الشهية العصابي، بينما نسبة الذكور إلى الإناث من المصابين هي ذكر واحد لكل 10 إناث.* رغم أن فقدان الشهية العصابي مصنف كمرض نفسي، إلا أنه له بعض المضاعفات الصحية الخطيرة، مما يجعله مرضًا مدمرًا ويضعه على قائمة أعلى معدلات الوفيات مقارنة بالاضطرابات النفسية الأخرى. ذلك مع العلم أن خطر الوفاة بسبب اضطراب فقدان الشهية العصابي يزداد مع كل عشر سنوات تمر على الفرد مريضًا به دون تحسن صحي.

رغم أن اسم المرض بالإنكليزية أنوريكسيا (Anorexia) يعني فقدان الشهية، إلا أن ذلك الوصف بعيد تمامًا عن الواقع، حيث أن المعاناة مع فقدان الشهية العصابي تبدأ في البداية بمطلب ذاتي نابع من عقل الفرد في تقليل كمية الطعام التي يتناولها، حتى تتطور الأعراض إلى درجة يكون لدى المراهقة فيها الحد الأدنى من القدرة على العودة إلى الأكل بشكل طبيعي دون دعم الوالدين.

السبب الرئيسي للإصابة باضطراب فقدان الشهية العصابي هو الانشغال بصورة الجسم، مما يؤدي إلى رغبة في النحافة مع خوف شديد من زيادة الوزن، ويصاحب ذلك أفكار مكثفة حول نوعية الطعام وكمية السعرات الحرارية والوزن المكتسب. تلك الأعراض قد تبدأ للعديد من المراهقات بالتركيز على تناول الأكل الصحي، مما يجعله أمرًا منطقيًا في البداية لوالديهم، إلا أن هذا التركيز سرعان ما يصبح غير صحي عندما تقوم تلك المراهقات بتقليل السعرات الحرارية بشكل كبير لدرجة العجز عن دعم النمو الطبيعي وعدم القدرة على توفير الطاقة اللازمة لممارسة الأنشطة اليومية.

ومن أجل الحفاظ على جسم نحيف، تقوم هؤلاء المراهقات بتحديد أنواع الطعام التي يتناولنها - إما بإقصاء جميع المجموعات الغذائية أو اختيار مجموعات غذائية منتقاة. فوق ذلك، تقوم العديد من المراهقات أيضًا ببعض السلوكيات الخاطئة للتخلص من الطعام، بما في ذلك القيء واستخدام الملينات ومدرات البول وأيضًا ممارسة التمارين الرياضة العنيفة، مما يؤدي إلى ظهور بعض المضاعفات الصحية الخطيرة بسبب الاستمرار في إنقاص الوزن بممارسة هذه السلوكيات الخاطئة.

أما المراهقات اللاتي لم يفقدن الوزن الكافي مقارنةً بمعايير الإصابة باضطراب فقدان الشهية العصابي -ولكنهن رغم ذلك تعانين من جميع أعراض فقدان الشهية- فعادة يتم تشخيصهن على أنهن تعانين من فقدان الشهية غير النمطي، لكن الإصابة تحدث عادةً عندما يتم فقدان الكثير من الوزن خلال فترة زمنية قصيرة.

وتزداد نسبة انتشار اضطرابات الطعام بين المراهقات اللاتي يشاركن في الأنشطة البدنية والمهن التي تعتمد على الحركة مثل الرقص والغوص والباليه وغيرها من الأنشطة التي تتطلب جسد نحيف ومثالي. وغالبًا ما تصبن تلك المراهقات بفقدان الشهية العصابي مع بعض الاضطرابات النفسية الأخرى مثل الاكتئاب والقلق والوسواس القهري وغيرهم.

وبالأخير، نحن لا نعرف على وجه التحديد لماذا تصاب بعض المراهقات باضطراب فقدان الشهية العصابي أو اضطرابات الطعام عامة، ولكن يمكننا تلخيص رحلة التعافي في العوامل التالية:

- العمر: تتمتع المراهقات الأصغر سنًا بمعدل تعافي أفضل بكثير من المراهقات الأكبر سنًا.[1]
- مدة المرض: يعد التشخيص والعلاج المبكر أمر بالغ الأهمية لسرعة التعافي، حيث تتمتع المراهقات اللاتي تعاني من فقدان الشهية العصابي لمدة تقل عن ثلاث سنوات بمعدلات تعافي أفضل بكثير مقارنةً بغيرهن من ذوات فترات الإصابة الأكبر. هذا يعني أنه كلما طالت فترة الإصابة، كلما كان التشخيص والعلاج أصعب.[1]
- زيادة الوزن السريعة: تبين أيضًا أن التحسن وزيادة الوزن السريعة بحوالي 500 جرام أسبوعيًا خلال الأسابيع الأربعة الأولى من العلاج تعد مؤشرًا على الوصول إلى أفضل النتائج خلال وقت قصير.[2]

ملاحظة: يمكنكم تقييم صحة تشخيص ابنتكم بقياس سرعة تعافيها واكتسابها الوزن الصحي من جديد!

تأثير اضطراب فقدان الشهية العصابي على جسد ابنتي وابني

يؤثر فقدان الشهية على كل جزء من جسم ابنتكم، حيث أن المضاعفات الطبية هي نتيجة مباشرة لفقدان الوزن وسوء التغذية كما يمكن أن يكون لها عواقب طويلة المدى إذا استمر الجسم في حالة التجويع.

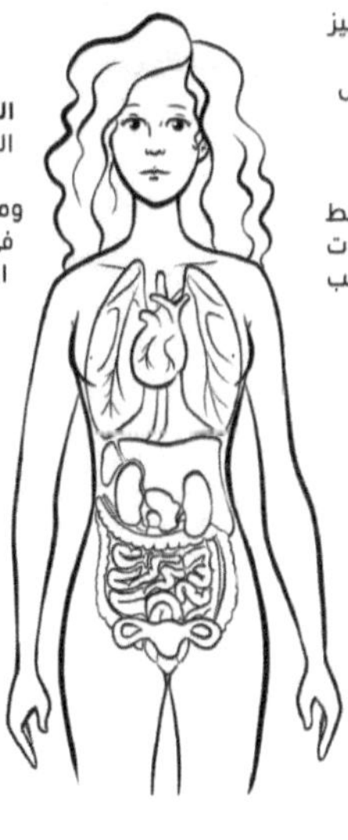

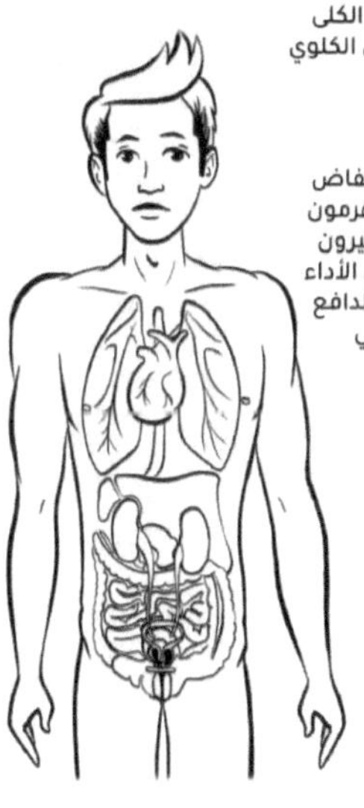

جفاف الجلد وتغير لونه إلى الأزرق وسهولة الإصابة بالكدمات وتأخر التئام الجروح وتساقط شعر الجسم	يصبح الشعر خفيفًا ومتقصفًا ويتساقط	عدم تحمل البرد حيث لا يمتلك الجسم طاقة كافية للتدفئة
حص الكلى والفشل الكلوي	ضمور الدماغ وضعف التركيز واتخاذ القرارات والحزن والمزاجية وسرعة الانفعال	
الأولاد- انخفاض مستويات هرمون التستوستيرون وتغيرات في الأداء الجنسي والدافع الجنسي	نوبة قلبية وانخفاض ضغط الدم وبطء أو سرعة ضربات القلب واعتلال عضلة القلب	الفتيات- ضعف الدورة الشهرية وفقدانها ومشاكل محتملة في الإنجاب على المدى الطويل
	تأخر النمو الجنسي أو القطاعات واحتمال حدوث تأخر في النمو لا يمكن علاجه	
	الإمساك والألم والانتفاخ واحتمال حدوث حالة دائمة من الإمساك والألم والانتفاخ	
انخفاض معدل التمثيل الغذائي والتعب ونقص الطاقة	انخفاض كتلة العظام مما يؤدي إلى هشاشة العظام وخطر الإصابة بهشاشة العظام على المدى الطويل	فقدان الكتلة العضلية وضعف العضلات وتورم المفاصل
مشاكل الدم وسوائل الجسم وفقر الدم وانخفاض البوتاسيوم والمغنيسيوم والصوديوم		يمكن أن يؤدي القيء إلى الجفاف والتهاب وتمزق المريء وتآكل مينا الأسنان

تأثير الإصابة بفقدان الشهية العصابي على عائلتك

فقدان الشهية العصابي هو مرض خطير وله تأثير كبير وحزين ليس على الطفلة المصابة فقط بل على الأسرة بأكملها، فبالإضافة إلى التأثير النفسي والفسيولوجي الشديد على ابنتكم، فقد تؤدي شدة المرض وطول مدة العلاج إلى تعريض باقي أفراد الأسرة للكثير من الضغوطات المختلفة.

فعلى سبيل المثال، قد يؤدي عدم امتثال ابنتكم لكلامكم ونصائحكم إلى وقوع العديد من المعارك بينكم وبينها وربما أيضًا بعض الخلافات مع شريك/ة حياتك خاصةً إذا لم تتفقا على استراتيجيات العلاج وإدارة الوضع. فوق ذلك، قد يؤدي الصراع المستمر حول نوعية الطعام وزيادة الوزن إلى تصرف ابنتكم بشكل سيئ وسلوك متطرف لم تعتادوا عليه من قبل.

هناك عامل مهم من عوامل خطة العلاج، بل ويمكن القول بأنه دور رئيسي للعائلات، وهو تعلم كيفية فصل تأثير المرض عن سلوك الطفلة الطبيعي؛ يحتاج الآباء إلى فهم أن ابنتهم مجبرة على فقدان الشهية وعلى أفكار رفض الطعام مما يصعب عليها فكرة تقبل العلاج والالتزام به. لذلك، فإن فهم هذه الحقيقة سيجعلكما تدركان أن من يقود السلوك الغريب لابنتكم ليست هي نفسها، ولكن المرض. سيساعدكم هذا الفهم أيضًا على الاستجابة بطريقة أكثر تعاطفًا وبدون لوم كما ستتمكنان من التصرف بحكمة مع رفض ابنتكما للامتثال لما تقولان.

أحد التأثيرات السلبية الأخرى على عائلتكم هي أن الأشقاء الأصغر سنًا قد يعانون من الضغوط المنزلية وسوء المعاملة والتصرفات المزعجة من أخواتهم المرضى، فقد يشعر بعض الأشقاء الصغار بالاستياء من أختهم المريضة لأن والديهم مشغولون بها طوال الوقت، وذلك لأن الآباء مضطرون لتكريس معظم وقتهم لإعادة تغذيتها ورعايتها ومتابعتها في كل الأوقات.

نحن ندرك أن العلاج القائم على الأسرة يستهلك الكثير من وقت الوالدين، ولكن من المهم جدًا محاولة الحفاظ على الروتين اليومي لإخوة المريضة لتقليل أي مشاعر سلبية وإشراكهم في رحلة العلاج، وذلك لأن معظم الأشقاء قد يعانون من القلق بشأن صحة أختهم المصابة، لذا يجب تزويدهم بمعلومات كافية عن المرض والعلاج وطمأنتهم إلى أن شقيقتهم المريضة ستكون على ما يرام عما قريب.

وقد يشعر بعض الأشقاء أيضًا بالقلق بشكل مفرط عندما يرون والديهم في حالة من الضيق المستمر أو قد يشعرون بالقلق بشأن تأثير ذلك على صحة والديهم. لذلك من المهم أن تكونا على دراية بمثل هذه المشكلات، وأن تتحدثا إلى أخصائي العلاج إذا كانت لديكما أي مخاوف بشأن أشقاء ابنتكم المصابة بفقدان الشهية.

ولا تنسوا أن تعتنوا بأنفسكم أيضًا، مثل أن تقوموا بتخصيص بعض الوقت لنفسكما، أو أن تطلبا الدعم من العائلة والأصدقاء. وتذكرا أنه كلما كنتم أقوى نفسيًا، كلما كنتم أقوى لمحاربة فقدان الشهية العصابي من أجل ابنتكم.

تعريف نهج العلاج القائم على الأسرة

العلاج القائم على الأسرة (والمعروف اختصارًا بـ FBT) هو نهج علاجي تم تطويره لعلاج اضطراب فقدان الشهية العصابي بواسطة بروفيسور جيمس لوك وبروفيسور دانيال لو-جرانج [1]، وهو علاج معتمد ومجرب بالفعل، أي أنه قد تم اختباره والوصول إلى نتائج فعّالة وموثوقة من خلاله. غير ذلك، يعتبر هذا النهج هو أفضل علاج حاليًا للمراهقات دون سن 19 عامًا اللاتي تعانين من المرض لأقل من ثلاث سنوات.

قد تختلف مدة العلاج من ستة إلى 12 شهرًا، حيث يتمكن معظم الآباء عادةً من استعادة صحة أطفالهم خلال تلك الفترة. وفي هذا الصدد، تشير الأبحاث الحديثة إلى أنه لا يوجد فرق بين مدة العلاج البالغة ستة أشهر وتلك البالغة 12 شهرًا بشرط الالتزام بخطة العلاج بشكل صحيح.

ينقسم نهج العلاج القائم على الأسرة إلى ثلاث مراحل:

المرحلة الأولى: إعادة التغذية واستعادة الوزن

وفي خلال هذه الفترة، يتحمل الآباء المسؤولية كاملة لإعادة تغذية أطفالهم، مما يعني أن الآباء هم من يتحكمون في جميع اختيارات الطعام والكمية وطريقة إعداد الوجبات. يحتاج الآباء أيضًا إلى التأكد من أن ابنتهم لا تشارك في أي نشاط رياضي أو تمارس أيًا من السلوكيات الخاطئة لإنقاص الوزن، وذلك حتى لا تستهلك الكثير من الطاقة والسعرات الحرارية. وفي هذه المرحلة يكون الإشراف المستمر أمرًا ضروريًا، ويتم اتخاذ هذه القرارات بدعم وتوجيه من المعالج المتخصص، حيث تعتمد الفلسفة الأساسية لهذه المرحلة على الرقابة الأبوية وإدراك أن المراهقة غير قادرة على إدارة وجباتها الغذائية واختيار الطعام المناسب بسبب قوة تأثير مرض فقدان الشهية العصابي عليها، والذي يسيطر عليها ويشوش على تفكيرها بشأن ما هو مناسب ومغذٍ وصحي. خلال هذه المرحلة من العلاج، يجب أن تدركوا أن ابنتكم لا تستطيع فهم طبيعة مرضها، بل هي تعتقد أنها بخير وبصحة جيدة، وربما تتردد في المشاركة في العلاج، حيث تسيطر عليها الرغبة في البقاء نحيفة بغض النظر عن جهودكم المستمرة في إطعامها وتغذيتها.

المرحلة الثانية: استعادة المراهقة دفة السيطرة على طعامها

في حالة نجاح المرحلة الأولى من إعادة التغذية والإشراف على طعام ابنتكم، فمن المتوقع أن يقل الاضطراب والسلوكيات المرضية عندها، حيث نأمل أنها قد تتمكن من فهم طبيعة مرضها وتكوين بعض الأفكار حول كيفية العلاج. لذلك في المرحلة الثانية، يجب على المراهقة أن تتناول مجموعات مختلفة من الأطعمة وكذلك ستتحسن مشاعرها وتزيد أريحيتها فيما يتعلق بتناول الطعام.

ذلك مع العلم أن أفكار ابنتكم السلبية نحو الطعام لم تتغير بشكل كامل (حيث تحتاج لكثير من الوقت لتغيير أفكارها ومعتقداتها المتعلقة بالطعام)، ولكن مع اكتساب بعض الوزن الصحي، تصبح العديد من المراهقات أكثر قدرة على إدارة أفكارهن المرضية بشكل أفضل. ففي هذه المرحلة، عادة ما يلاحظ الآباء أن مزاج أطفالهم قد تحسن، وأنهن أصبحن أكثر تفاعلًا وانطلاقًا،

كما يشعر العديد من الآباء أنهم يتعاملون مع الهوية الحقيقية لأطفالهم بدلاً من أولئك الاتي سيطر المرض على سلوكهن.

يرجى العلم بأن علامات الشفاء هذه فردية وتختلف من طفلة لأخرى. لذلك، قد تختلف بداية المرحلة الثانية من أسرة لأخرى، ولكن بشكل عام مع ظهور قدر كافٍ من علامات الشفاء في المرحلة الثانية، سيعيد الآباء لأطفالهم تدريجيًا التحكم في وجباتهن وخياراتهن وذلك بالقدر المناسب لمرحلة تطورهن، ولكن مع الحرص على مساعدتهن في التعامل مع الانتكاسات الفكرية وعودة الأفكار السلبية حول الطعام.

المرحلة الثالثة: إكمال العلاج وتحديد مشكلات المراهقة التي قد تحتاج للحل.

خلال هذه المرحلة، من المفترض أن المراهقة قد استعادت وزنها بشكل صحي وأصبحت قادرة على إدارة وجباتها بشكل مستقل، وكذلك قادرة على مشاركة الأنشطة الطبيعية مع أقرانها. لذا فإن التركيز الرئيسي لهذه المرحلة ينصب على تحديد أي مشكلات قد تعوق نمو المراهقة بشكل سليم.

لا تقلقوا! سيساعدكم المعالج في وضع خطط علاجية مناسبة لحل هذه المشكلات، وفي حالة كانت ابنتكم تعاني من أي اضطراب نفسي كالقلق أو الوسواس القهري مثلاً، فيجب معالجة تلك الأمراض بعد إكمال المرحلة الثالثة من نهج العلاج القائم على الأسرة، فالهدف الرئيسي من هذه المرحلة هو عودة الأسرة والمريضة إلى الحياة الطبيعية والتخلص من اضطرابات الطعام.

المميزات الرئيسية لنهج العلاج القائم على الأسرة هي:

- يعتبر الآباء هم المسؤول الأول عن التغيير، لذلك يهدف العلاج إلى تمكين الآباء من تولي مسؤولية استعادة صحة أطفالهم من جديد، وذلك انطلاقًا من مبدأ أن الوالدين هما أفضل مصدر لتحقيق التعافي لأطفالهم.
- لا يسعى نهج العلاج القائم على الأسرة لإلقاء اللوم على أحد أو لاتهام أحد بتسببه في المرض، كما لا يبحث عن أي سبب كامن للإصابة باضطراب فقدان الشهية العصابي، بل ينطلق نهج العلاج بناءً على أن هناك طفلة تعاني من فقدان الشهية العصابي وهو أمر خطير يشكل تهديدًا على حياتها، لذا تحتاج أنت وفريقك المعالج إلى تحسين حالة ابنتكم بأسرع وقت ممكن دون البحث وراء الأسباب الكامنة.
- يعمل نهج العلاج القائم على الأسرة على ترسيخ مبدأ أن المراهقة ليست مسؤولة عن اضطراب فقدان الشهية، مما يعني أنه لا يتم اتهام المراهقة بأي شيء، بل يتم التأكيد على أنها ضحية وأن المرض قد استولى على عقلها وأصبح متحكمًا في تصرفاتها لدرجة أنها لم تعد قادرة على التخلص منه بمفردها. وبالتالي، تحتاج الطفلة إلى مساعدة والديها للتعافي والتخلص من المرض.

يرجى ملاحظة أن فرصة تعافي ابنتكم تكون دائمًا أفضل كلما كنتم قادرين على الالتزام بما يمليه عليكم البرنامج العلاجي، فلا يُنصح أبدًا بتخفيف أو تعديل أي بند من بنوده بشكل قد يؤثر سلبًا على النتيجة، وذلك لأن نهج العلاج القائم على الأسرة هو برنامج علاجي مكثف للغاية مما يعني أنكم يتعين عليكم المحاربة في جهتين رئيسيتين في وقت واحد وباستمرار وهما:

1. التعامل مع اعتقاد ابنتكم أنها على ما يرام وأنها ليست مريضة، حيث تعتقد ابنتكم أنها على ما يرام كونها نحيفة وأن «هذا هو الجسم المثالي»، وبالتالي ليس لديها أي دافع للتغيير!

2. ابنتكم لا ترغب في مساعدتكم وقد تراكما عدوًا يحاول تدميرها وجعلها سمينة ومكروهة!

العلاج القائم على الأسرة هو وصفة طبية لتعافي ابنتكم

عندما يتم تشخيص ابنتكم بعدوى أو مرض ما، عادةً ما يصف الطبيب جرعات محددة من المضادات الحيوية ولمدة محددة، فقد يوصي الطبيب بإعطاء ابنتكم حبة واحدة كل أربع ساعات كل يوم، مع تحديد مدة زمنية محددة يجب عليكم تقديم الجرعة لابنتكم خلالها. وباعتبار أنكما والدان مخلصان ومهتمان بصحة ابنتكما، سوف تلتزمان بشكل كامل بتعليمات الطبيب لأنكما تعلمان أن هذا سيسرع من تعافي ابنتكما ويحسن من صحتها.

كذلك هو الحال مع اضطراب فقدان الشهية العصابي، فعلى الرغم من أنه لا توجد أدوية يمكن أن تعيد وزن ابنتكم بشكل صحي، إلا أن الطعام هنا يصبح هو الدواء الذي يجب أن تلتزم بتقديمه لضمان شفاء ابنتكم. وبالتالي، يصبح الطعام هو الوصفة الطبية التي يجب الالتزام بها، والجرعة هي 3 وجبات رئيسية و3 وجبات خفيفة كل يوم بإجمالي حوالي 3,000 سعرة حرارية في اليوم؛ إذا فكرتم في الطعام على أنه الدواء الذي سيشفي ابنتكم، سيكون من السهل عليكم تطبيق الجرعة بانتظام، كما هو موضح في الشكل التالي:

الحالة الأولى: طفلة مريضة - العلاج هو الدواء

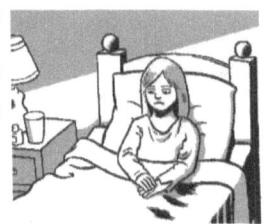

الوصفة العلاجية (المضادات الحيوية) >> قرص واحد / 4 مرات يوميًا

الحالة الثانية: طفلة مصابة بالأنوريكسيا - العلاج هو الغذاء

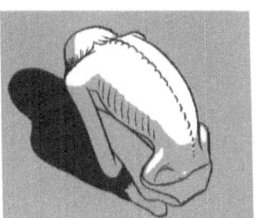

الوصفة العلاجية (متابعة العلاج القائم على الأسرة) >> 3 وجبات رئيسية و 3 وجبات خفيفة في اليوم، كل يوم، بإجمالي حوالي 3,000 سعرة حرارية في اليوم

التفرقة بين سلوكيات المرض وسلوكيات الطفلة.

إحدى أهم مميزات نهج العلاج القائم على الأسرة هي التفرقة بين سلوكيات المرض وسلوكيات الطفلة. وفي هذا الاتجاه، سيساعدكم المعالج المختص على تحديد سلوك المراهقات العادي وتمييزه عن السلوك الأنوريكسي النابع من فقدان الشهية العصابي. ذلك لأن السلوكيات الأنوريكسية غريبة ومربكة بالنسبة للعديد من الآباء والأمهات، بل يعتبرها البعض محبطة في كثير من الأحيان لأنها مختلفة تمامًا عن سلوك الطفلة العادي قبل الإصابة. لذلك فبمجرد أن يتم توعية الآباء بأن هذا السلوك المحبط ما هو إلا سلوك مؤقت سببه الإصابة بفقدان الشهية العصابي، يصبح من السهل عليهم تقبل هذه السلوكيات والتعامل مع الطفلة بحكمة.

ضعوا في اعتباركم أن العديد من المراهقات تكرهن أن يتعامل معهم الآباء أو الأخصائيون بمبدأ أن «هذه ليست قراراتك الواعية، بل أنها نتيجة للمرض»، وحينها قد تغضب المراهقة وترد بعنف: «لا! هذه السلوكيات ليست بسبب فقدان الشهية العصابي، بل هي قراراتي واختياراتي أنا» أو أن تقول «هذا ما أريد أنا فعله. أنا لست تحت أي تأثير».

هناك تشبيه جيد وبسيط قد يساعد الآباء والمراهقات على فهم ما يعنيه المعالج عندما يدعو للتفرقة بين سلوكيات المرض وسلوكيات الطفلة، وهو مقارنة الوضع بإصابة ابنتكم بعدوى أو مرض جسدي مثل نزلة البرد، فإنها عندها تصاب بفيروس تحدث العديد من التغييرات في جسمها، منها ارتفاع درجة الحرارة وسيلان الأنف والتهاب الحلق وأوجاع وآلام مختلفة بالجسم وما إلى ذلك. غير تلك الأعراض، قد تفقد شهيتها أيضًا وتصبح متعبة ومرهقة وغير قادرة على التركيز. رغم أنها ما زالت ابنتك، إلا أنها حينها ستتأثر بالفيروس وستتصرف بشكل مختلف تمامًا وهي تحت تأثيره اعتمادًا على شدة الفيروس والأعراض المصاحبة له، لدرجة أنها قد يسيطر عليها الهذيان إن وصلت حرارتها لدرجة عالية للغاية. هذا بالضبط هو ما يحدث لابنتكم عندما تصاب بفقدان الشهية العصابي، فبالرغم من كونها هي نفس الطفلة إلا أن سلوكها يتأثر بفقدان الشهية وتتصرف تباعًا للأعراض المصاحبة والأفكار المسيطرة عليها.

ماذا يعني التعافي؟

الشفاء الكامل - الهدف المثالي

- وهو العودة إلى تناول الطعام «بالشكل المعتاد»؛ أي القدرة على تناول الطعام عند الجوع بشكل عفوي ومستقل.

- القدرة على تناول مجموعات متنوعة من الأطعمة دون حساب السعرات الحرارية و/أو الخوف المرضي من زيادة الوزن.

- التحرر الكامل من الأفكار السلبية لاضطراب فقدان الشهية العصابي وعدم التركيز المفرط في نوعية الطعام وزيادة الوزن.

- حب الجسم وتقبله كما هو، على الرغم من وجود بعض عدم الرضا الطبيعي، الذي قد يعاني منه الكثير من الناس ولكنه لا يؤثر على نمط حياتهم.

- العودة إلى النمو الجسدي الطبيعي والتطور الذي يسمح للمراهقة بتحقيق النمو والتطور الطبيعي لسنها. يتضمن ذلك على سبيل المثال عودة انتظام الدورة الشهرية لدى الإناث.

- المشاركة في الأنشطة الطبيعية للمراهقات مثل الدراسة والتواصل مع الأصدقاء والعائلة وممارسة الرياضة والأنشطة التي هن مهتمات بها.

وعلى الرغم من أن استعادة الوزن قد تتحقق بسرعة وخلال وقت قصير، إلا أن الأمر قد يتطلب المزيد من الوقت لكي تصل ابنتكم إلى الشفاء الكامل كما هو موضح سابقًا، حيث هناك الكثير من الفروقات الطبيعية بين المراهقات خلال مراحل شفائهم، كما يعتمد الأمر وبشكل كبير على سمات كل شخصية ومدة المرض والمشاكل النفسية والصحية السابقة. بالنسبة لبعض المراهقات، قد يستغرق التعافي الكامل من الأفكار الأنوريكسية ما بين 12 إلى 18 شهر. مع الوضع في الاعتبار أن فقدان الشهية العصابي هو بمثابة صدمة نفسية للدماغ، لذا يحتاج الدماغ إلى وقت كاف للشفاء منه. على سبيل المثال، لو تعرضت ابنتكم لكسر معقد وشديد في الساق، فمن المتوقع أن تستغرق وقتًا طويلًا حتى تعود لطبيعتها وتتمكن من الجري مرة أخرى، فما بالك بالعقل الأكثر تعقيدًا في تكوينه من الساق؟! فمن المؤكد أنه سيستغرق وقتًا أطول لإتمام التعافي.

فريقكم العلاجي

لكي تستعيدوا صحة ابنتكم من جديد ستحتاجون إلى فريق متكامل من الخبراء المحترفين لدعمكم ومساندتكم خلال مهمة إعادة تغذية ابنتكم واسترداد صحتها، حيث يتكون الفريق العلاجي من الوالدين ومعالج معتمد بنهج العلاج القائم على الأسرة وطبيب أطفال وطبيب نفسي.

دور الوالدين

يُستخدم مصطلح «الوالدين» للإشارة إلى أي ولي أمر للطفلة يتحمل مسؤولية رعايتها بشكل كامل.

الوالدين هما أهم عضوين في الفريق، فهم المسؤول الأول عن تعافي الطفلة، وذلك لأنهما عادةً على دراية كاملة بما تحتاجه الطفلة وكيفية التعامل معها نظرًا للسنوات الطويلة التي قضوها في تربيتها وتغذيتها لتكون طفلة سليمة، وهي المهمة التي عرقلها للأسف فقدان الشهية العصابي وهدم كل مجهوداتهم الماضية. لذلك يمكننا الجزم بأن الدور الأكبر يقع على عاتق الوالدين، حيث سيتوجب عليهم قضاء العديد من الساعات الطويلة مع ابنتهم المصابة لتقديم الدعم والحب والتفهم والتشجيع، والأهم من كل ذلك هو تقديم التغذية الصحيحة. هذا هو ما يدفع معظم الآباء لقول أن رحلة العلاج القائم على الأسرة هي من أصعب المهام التي قاموا بها طوال حياتهم.

وكلما كان الوالدان هادئين ومبدعين ولديهم قدرة عالية على الصبر والتفهم، كلما كانت مهمتهم أسهل في مواجهة مراهقة عنيدة تعاني من فقدان الشهية العصابي وترفض مساعدة والديها، بل وفوق ذلك لا تريد التعافي من مرضها الذي لا تدرك مدى خطورته. ما يزيد الأمر خطورة هو حبها المخلص لجسدها النحيل وحرصها الشديد على عدم زيادة وزنها أو تعديل سلوكها الغذائي.

الوالدين هما الخبراء في كل ما يتعلق بابنتهما

دور المعالج المعتمد في العلاج القائم على الأسرة

يتمثل دور المعالج في دعم وتوجيه الوالدين طوال رحلة العلاج القائم على الأسرة. لذلك يجب أن يمتلك المعالج المعرفة الكاملة والخبرة الكافية للتعامل مع اضطرابات الطعام وممارسات العلاج القائم على الأسرة، مع العلم أنه لا يستطيع المساعدة وتحقيق النجاح خلال رحلة العلاج بدون جهود الوالدين؛ فالآباء هم كلمة السر في نجاح العلاج القائم على الأسرة.

سيقدم لك المعالج المشورة والنصائح الضرورية للتغلب على الصعوبات المختلفة التي قد تواجهكم كوالدين أثناء إعادة تغذية ابنتكم، وكذلك مساعدتك في التعامل مع العديد من السلوكيات المزعجة المصاحبة لفقدان الشهية العصابي.

ويتمثل دور المعالج أيضًا في توفير المعلومات والمعرفة الكافية فيما يتعلق بطبيعة مرض الطفلة، إلى جانب تقديم التشجيع والدعم والعمل على زيادة ثقة الوالدين بأن ابنتهم سوف تتعافى عما قريب. ولأن العديد من الآباء قد ينتابهم شعور غامض عند بدء العلاج بأنه مهمة مستحيلة ولا يمكن التغلب عليها، فقد وجب توفير المساعدة والدعم الكامل للآباء في التغلب على شعور الإرهاق واليأس الذي قد يسيطر عليهم خلال رحلة العلاج. لكن بمساعدة المعالج الأسري عادةً ما يتمكن الآباء من السيطرة على مشاعرهم السلبية ومواصلة دورهم الأبوي.

سيساعدكم المعالج على زيادة الثقة في قدراتكم على إنجاز المهمة، وبالمثل سيحتاج المعالج منكم أيضًا أن تثقوا به وبقدراته في مساعدتكم لإتمام المهمة بنجاح، فالثقة المتبادلة بين أعضاء الفريق هي من أهم عوامل نجاح رحلة العلاج، ومن دونها عادةً ما يكون إنجاز المهمة صعبًا للغاية. وبالطبع، يقوم المعالج بتشجيع الآباء على المشاركة الفعّالة في علاج ابنتهم وطرح أي أسئلة أو استفسارات حول طبيعة المهمة، فمن المهم أن يكون لدى الآباء فهم واضح لخطة العلاج والأهداف والاستراتيجيات المستخدمة.

المعالج هو الخبير في كل ما يتعلق بالعلاج القائم على الأسرة.

دور طبيب الأطفال

يتلخص دور طبيب الأطفال في مراقبة حالة ابنتكم الصحية، فنظرًا لأن فقدان الشهية العصابي هو مرض نفسي له العديد من المضاعفات الصحية التي يمكن أن تؤدي إلى الكثير من الأضرار الجسدية طويلة المدى، والتي قد تصل في بعض الأحيان إلى الوفاة، يلزم وجود مراقبة طبية منتظمة خاصةً في المراحل الأولى من العلاج عندما تكون المراهقة فاقدة للكثير من الوزن. وهنا يُختصر دور طبيب الأطفال في تقديم المشورة الطبية طوال رحلة العلاج، حيث يعتبر طبيب الأطفال هو المسؤول عن النمو البدني لابنتكم بشكل طبيعي وما يتطلبه ذلك من اختبارات الدم واختبارات كثافة العظام وأي فحوصات طبية أخرى حسب كل حالة لضمان نمو ابنتكم بشكل طبيعي وصحي.

طبيب الأطفال هو الخبير في كل ما يتعلق بضمان استقرار حالة الطفلة وتجنب المشكلات الصحية المتوقعة.

دور الطبيب النفسي

قد تعاني العديد من المراهقات من الضيق أو بعض الضغوطات النفسية المختلفة خلال المرحلة الأولى من رحلة العلاج وخاصةً بسبب إعادة التغذية وتعديل السلوك الغذائي، لكن معظم الآباء يتمكنون من إدارة هذه الضغوطات بدعم من المعالج. ومع ذلك، قد يزداد الضغط النفسي على الطفلة إلى درجة يصعب السيطرة عليها قد تقودها إلى إيذاء نفسها أو التفكير في الانتحار، وفي هذه الحالة يتطلب الأمر تدخل طبيب نفسي متخصص لمراجعة حالة ابنتكم ومساعدتها، وقد يصف لها بعض الأدوية النفسية إن تتطلب الأمر. ذلك مع العلم أنه لن يتم منح أي دواء لابنتكم قبل مناقشة الأمر معكم للوصول إلى القرار النهائي وتحديد إذا كنتم ترغبون في إلزام ابنتكم بذلك العلاج أم لا. عامةً، تذكروا أنه بالرغم من أن العديد من المراهقات المصابات بفقدان الشهية العصابي يمكن أن تكون تصرفاتهن مرعبة ومحبطة للكثير من الآباء، إلا أن تلك السلوكيات شائعة في مثل هذه الحالات وعادةً ما تهدأ مع استعادة بعض الوزن والمضي قدمًا في رحلة العلاج بنجاح.

الطبيب النفسي هو الخبير في كل ما يتعلق بضمان الصحة النفسية لابنتكم.

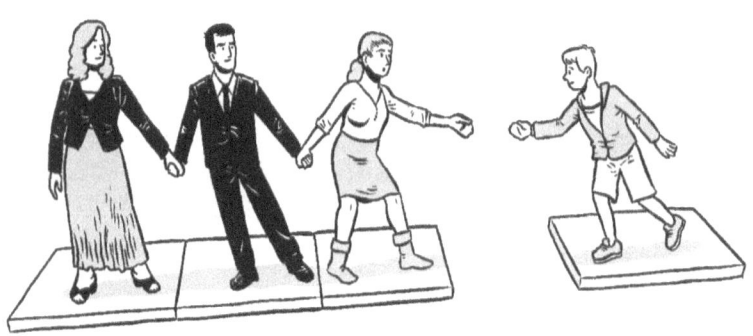

ملاحظة: لا يمكن إكمال رحلة العلاج واستعادة صحة ابنتكم بنجاح دون التعاون المشترك والفعّال بين جميع أعضاء الفريق!

إعادة تغذية ابنتنا

عادةً ما تكون إعادة تغذية طفلة تعاني من فقدان الشهية العصابي مهمة صعبة ومن أكثر العقبات التي يعاني منها الآباء الذين يخوضون تجربة العلاج القائم على الأسرة.

لذلك دعنا نتفق أن تغذية طفلة مصابة بفقدان الشهية العصابي ليست كتغذية طفلة طبيعية. معظم الآباء لديهم الخبرة والمهارة الكافية لإطعام أطفالهم الأصحاء، وذلك لأن الطفلة السليمة عادةً ما تتمتع بشهية جيدة وبحب طبيعي لتناول الطعام لأن جميع إشارات دماغها المرتبطة بالطعام والشهية تعمل بكفاءة وبشكل طبيعي. هذا كله على عكس الطفلة المصابة، حيث أن شهيتها معدومة مما يجعلها تكره تناول الطعام، بل تخاف منه في بعض الحالات، وهذا بسبب أن جميع إشارات دماغها المرتبطة بـ «الطعام» معطلة تمامًا. بينما تحتاج الطفلة السليمة إلى كمية كافية من الغذاء لتحقيق النمو وتوفير معدل الحرق المثالي وتعويض السعرات الحرارية المستهلكة لممارسة الأنشطة اليومية، تحتاج الطفلة المصابة بفقدان الشهية العصابي على الناحية الأخرى نفس كمية السعرات الحرارية زائد كمية إضافية لاكتساب الوزن واستعادة الشكل الصحي للجسم.

الكثير من معالجي النهج القائم على الأسرة يقولون للآباء أن تجاربهم السابقة في تغذية أطفالهم بشكل سليم تؤهلهم كآباء لإطعام أطفالهم بالشكل المناسب. رغم أن ذلك الأمر حقيقي لدرجة ما، إلا أن الحقيقة الكاملة هي أن تغذية طفلة مريضة وناقصة الوزن تشكل صعوبات جديدة لم يمر بها هؤلاء الآباء من قبل، فعندما كانت ابنتهم بصحة جيدة كان إطعامها مهمة سهلة نسبيًا، فكل المطلوب هو تقديم وجبة لذيذة وسيتم التهامها بسرعة وبكل سعادة. أما الآن ومع الضغوطات والسلوكيات الغذائية التي يتحكم فيها اضطراب فقدان الشهية العصابي، سيجد هؤلاء الآباء أنفسهم أمام موقف مرعب وغير مألوف، حيث سيواجهون الرفض التام للطعام وما يصاحبه من ضيق وسلوكيات مزعجة جميعها تتمحور حول رفض تناول الطعام بكافة أنواعه. فوق ذلك، سيجد الآباء أنفسهم فجأة مضطرين إلى حساب السعرات الحرارية و/أو كميات الطعام اللازمة لتحقيق زيادة الوزن المطلوبة (وهي من 500 جرام إلى 1 كجم كل الأسبوع)، وعادةً ما سيقضون ساعات طويلة في التخطيط للوجبات الرئيسَية والوجبات الخفيفة وحساب السعرات الحرارية؛ الكثير من الآباء يتفاجؤون بالكميات الهائلة المطلوبة لتحقيق تلك الزيادة في الوزن بأسرع وقت! نتيجة لذلك، عادة ما يفقد الآباء ثقتهم في أنفسهم ويبدؤون في الشك في قدراتهم على إدارة الأمور. هنا بالتحديد يأتي دور المعالج المختص الذي يقدم المساعدة والدعم اللازم لتوفير المتطلبات الغذائية لمراهقة في مرحلة النمو والتي من المتوقع أن تستعيد وزنها بسرعة.

بالنسبة لهؤلاء للآباء، الوعي بتأثير نقص التغذية على جسم المراهقة هو أيضًا من الأمور غير المألوفة لأن كل شيء كان يسير على ما يرام من قبل وكانت الطفلة تحقق النمو والتطور الطبيعي دون كل هذا المجهود. لا تقلقوا! سيرشدكم المعالج المختص طوال رحلة العلاج كما سيعمل على تمكينكم بكل ما هو لازم لإنجاز المهمة بسرعة وبأمان، بدلاً من أن تخوضوها وحدكم وتجدوا أنفسكم أمام العديد من الصعوبات والضغوطات التي يصعب التعامل معها بمفردكما.

لماذا ترفض ابنتي تناول الطعام؟

قد يواجه بعض الآباء صعوبة ما في فهم سبب رفض ابنتهم تناول الطعام، وما يزيد من حيرتهم هو الفكرة الراسخة بأن الأكل غريزة طبيعية وتجربة ممتعة في حد ذاتها! ولكن عندما يدرك الآباء السبب الحقيقي وراء صعوبة تناول الطعام التي يواجها أطفالهم، فإنهم عادة ما يكونون قادرين على التعامل بطريقة أكثر هدوء وتعاطف، حيث يصبحون أقل عرضة للإحباط وأكثر صبرًا وأشد عزمًا على تحسين حالة ابنتهم في أسرع وقت ممكن لتحريرها من هذه الأفكار المزعجة وتخليصها من هذا الضيق الذي يخيم على حياتها.

وفيما يلي سنشرح ستة عوامل أساسية لنختصر ما تعاني منه ابنتكم في كل دقيقة من كل يوم أثناء معاناتها مع فقدان الشهية العصابي، وهذه العوامل هي التي تعوق عملية تناول الطعام وزيادة الوزن بشكل طبيعي.

1. الخوف

الخوف هو أكثر المشاعر السلبية الكامنة التي تسيطر عقل ابنتكم. قد يبدو الأمر لكم على أنه خوف غير مبرر من الأكل وتناول الطعام، ولكن ما تعاني منه ابنتكم حقًا هو خوف مرضي من السمنة وزيادة الوزن، حيث تخشى ابنتكم من تناول أي طعام وما يترتب عليه من تراكم فوري لكميات كبيرة من الدهون وبالتالي زيادة أكبر في الوزن.

كما تخاف ابنتكم من السعرات الحرارية وتأثيرها على جسمها، فهي دائمًا خائفة من الميزان والوزن الزائد وما يترتب عليه من تغيير في شكل جسدها. قد تكون ابنتكم خائفة من رأي أصدقائها وانتقاداتهم السلبية إذا زاد وزنها، أو من عدم قدرتها على التوقف في الوقت الصحيح إذا بدأت في تناول الطعام. وغير ذلك، قد تكون خائفة من فقدان هويتها وشعور السيطرة التي تتمتع به الآن، وذلك لأن اضطراب فقدان الشهية العصابي يعطيها شعور زائف بالسيطرة عند الامتناع عن تناول الطعام وكأن ذلك المرض أعطاها شعورًا بالانفراد والتميز. والقائمة تطول وتطول من المخاوف والمعتقدات الخاطئة.

لا تستهينوا بشعور الخوف الذي تعاني منه ابنتكم؛ فهو كبير جدًا ويسيطر على دماغها لدرجة أنه يستهلك تفكيرها معظم اليوم، حيث تقوم ابنتكم باستمرار بحساب السعرات الحرارية والتفكير برعب في الوجبة التالية وكيفية تجنبها، كما تفكر طول الوقت في طرق مختلفة للتخلص من السعرات الحرارية التي اكتسبتها بسبب الطعام الذي تناولته. هل يمكنك الآن تخيل مدى صعوبة تناول ابنتكم للطعام وما تصاحبه من سلسلة أفكار ومخاوف لا تنتهي؟

2. القلق

التفكير الدائم في تجنب الطعام وزيادة الوزن يجعل ابنتكم تشعر بالقلق المستمر، حيث تخبرنا الأبحاث الحالية أن العديد من الأطفال الذين يعانون من فقدان الشهية يعانون أيضًا من اضطراب المزاج المرضي (الاكتئاب) أو اضطراب الوسواس القهري أو اضطراب القلق أو الرهاب الاجتماعي. فوفقًا لبحث نشره البروفيسور لوخ (hcoL) عام 2015، فإن 50%من المراهقات المصابات بفقدان الشهية العصابي تعانين من الاكتئاب، و 35%منهن تعانين من أحد اضطرابات القلق.[4]

وقد أفاد العديد من الآباء أيضًا أن أطفالهم كانوا يعانون من بعض اضطرابات القلق قبل الإصابة بفقدان الشهية العصابي. لذا يرجى التأكد مما إذا كانت ابنتكم تعاني بالفعل من قلق مرضي أو اضطراب مزاجي مسبق قبل الإصابة، فالأعراض ستتفاقم بشكل ملحوظ خاصةً في حضرة الطعام.

قد يتطور الأمر حتى يصبح قلق ابنتكم غير مبرر وشديد لدرجة أنه عندما تضع أمامها طبقًا عاديًا من الطعام سيتحول في عينيها إلى جبل من السعرات الحرارية التي سرعان ما تظهر على جسدها وتغطي على تناسقه الجذاب. ومع تزايد القلق، سيزداد عناد ابنتكم وتصميمها على عدم تناول الطعام، وكذلك ستزداد معه محاولاتكم للسيطرة على الأفكار السلبية وتقليل أعراض القلق التي تلتهم عقل ابنتكم. في هذه المرحلة، تفكير ابنتكم يكون غير واعي، حيث تسيطر عليها فكرة واحدة وهي: «إذا تمكنت من التحكم في الطعام الذي أتناوله، حينها يمكنني التحكم في قلقي!». فوق ذلك، يمكن أن تزداد اضطرابات القلق هذه عند بعض المراهقات حتى تصل إلى نوبات هلع يصعب السيطرة عليها.

3. الصراع الداخلي المستمر

تعاني ابنتكم من أفكارها السلبية الناتجة عن فقدان الشهية العصابي، والتي تلتهم عقلها وتضغط عليها لترفض تناول الطعام؛ صوت عالي يكرر الجمل ذاتها باستمرار «إذا أكلت هذا الطعام ستصبحين سمينة مكروهة وقبيحة، ولن يحبك أحد!» وأيضًا «لا تثقي بوالديك فهم ضدك يريدون أن يسمنوك بتناول كميات هائلة من الطعام». يصبح الأمر وكأن اضطراب فقدان الشهية العصابي يسيطر على عقل ابنتكم ويرسخ به مبدأ أنه هو «صديقها الوحيد الذي يمكن الوثوق به» والذي لا يريد منها سوى أن تكون رشيقة ومحبوبة، مع التأكيد على أن كل ما يدور برأس ابنتكم ما هو إلا أفكارها الذاتية، وأن الحياة لا يمكن أن تستمر دون الأمان الذي يوفره لها الحد من تناول الطعام، أما إذا تناولت الطعام بشكل طبيعي فسوف تفقد هذا الأمان! بمعنى آخر، اضطراب فقدان الشهية العصابي يصور للمراهقة أنها مميزة فقط إذا ظلت نحيفة مسيطرة على طعامها.

وعلى الناحية الأخرى، بعض المراهقات لديهن صوت منخفض يخبرهن بأن «أهلك يحبونك حقًا، ويريدون لك الصالح ويردون لك أن تتحسني وتصبحي بصحة أفضل، فلا تزعجيهم أكثر من ذلك!» ولكنه صوت ضعيف جدًا لدرجة أنه يتوه وسط ضجيج الأفكار السلبية الناتج عن اضطراب فقدان الشهية العصابي. بعض المراهقات تصورن الموقف كأنهن محاصرات في معركة عنيفة لا يربحون فيها أبدًا؛ فإذا تناولن الطعام سيرضين أهلهم ويجعلنهم سعداء، ولكن وحش فقدان الشهية العصابي سوف يؤدبهم ويعاقبهم على ما فعلوه، أما إذا اشتروا رضا اضطراب فقدان الشهية العصابي بعدم تناول الطعام، فسوف يوبخهن أهلهم ويغضبون منهن، وتستمر المعاناة...

4. القواعد الصارمة التي تفرضها ابنتكم على نفسها

تقوم ابنتكم بفرض عددًا ضخمًا من القواعد والقوانين على نفسها لتشعر بمزيد من الأمان والسيطرة، ولكي تضمن عدم انحرافها عن هدفها الأساسي وهو البقاء نحيفة و/أو فقدان المزيد

من الوزن. وفي كثير من الأوقات لا تبدو هذه القواعد منطقية بالنسبة لكثير من الآباء، ولكنها منطقية وضرورية جدًا لابنتكم، حيث توفر هذه القواعد إحساسًا بالأمان والاحتواء. ولكن كلما فقدت ابنتكم المزيد من الوزن، كلما ازداد مرضها واشتدت صرامة تلك القواعد.

وفي الواقع، تشبه تلك القواعد الأفكار سالفتها إلى حد كبير، ولكنها على عكس الأفكار والأصوات التي تدور في عقل ابنتكم، فالقواعد ثابتة ويجب الالتزام بها في كل الأوقات وبأي ثمن. وتشمل هذه القواعد ما يلي:

- يجب علي التحقق من السعرات الحرارية لكل طعام أتناوله للتأكد من عدم زيادة وزني.
- لا يمكن أن اتخطى (عدد قليل وثابت) من السعرات الحرارية في اليوم.
- لا يمكن تناول أي أطعمة تحتوي على الدهون أو الكربوهيدرات.
- يجب ممارسة التمارين الرياضية أو سلوكيات التخلص من الطعام للتأكد من الحفاظ على رشاقة جسمي أو فقدان السعرات الحرارية الإضافية التي تناولتها.
- كوني نحيفة وقليلة الوزن هو أهم أهداف حياتي.
- لا يمكن أن آكل أي شيء بعد الساعة 7.00 مساءً.
- نحافتي هي سر جاذبيتي، فلن يحبني أحد إلا لو كنت نحيفة.
- الشخص النحيف هو فقط من يتحكم بحياته، أما البدناء فالحياة هي التي تتحكم بهم وهم لا يملكون أي سيطرة على حياتهم.

5. الدماغ الجائع

الدماغ هو أهم عضو في جسم الإنسان، لذلك يبذل الجسم قصارى جهده للحفاظ عليه في صحة جيدة خاصةً خلال فترات الجوع، حيث يحظى الدماغ بأولوية الحصول على التغذية، حتى لو على حساب باقي الأعضاء الأخرى. مصدر الغذاء الوحيد للمخ هو الجلوكوز، وعندما تقل مستويات الجلوكوز، يقوم الجسم في البداية بتحليل الدهون ثم الأنسجة العضلية (البروتينات) في محاولة للحصول على الجلوكوز من مصدر بديل. أما في حالات الجوع الشديد والمستمر، يقوم الجسم بتكسير الخلايا العصبية لتوصيل الجلوكوز للدماغ، مما يؤدي إلى فقدان الخلايا العصبية وبالتالي انكماش المخ.

أظهر التصوير الدماغي لبعض مريضات فقدان الشهية العصابي العديد من السمات التشريحية لانكماش المخ وفقدان الخلايا العصبية وكذلك انخفاض كبير في كثافة الروابط العصبية المتشابكة. ورغم أن حالة المخ هذه يمكن عكسها مع زيادة الوزن في معظم الحالات، إلا أن ذلك لا يمكن فعله في كل الحالات.[6] ذلك غير أننا لا نعرف بالضبط ماهية التأثيرات طويلة المدى على قدرات التعلم والسلوك والمزاج، حيث يتطلب الأمر المزيد من البحث والدراسة.

فوق ذلك، يعمل الدماغ الجائع بشكل مختلف تمامًا عن الدماغ المُغذى جيدًا، فهناك العديد من الأعراض السريرية التي تظهر مصاحبة لاضطراب فقدان الشهية العصابي والناتجة عن تغيرات

بنية الدماغ الثانوية بسبب الجوع.[5] ذلك كما يؤدي الجوع إلى تقليل القدرة الوظيفية للفصوص الجبهية المسؤولة عن الوظائف التنفيذية مثل الحكم على الأمور والبصيرة والتركيز وصنع القرارات[6] ولهذا السبب تبدو تصرفات المراهقة المصابة غير منطقية وغير عقلانية بالنسبة لكم الأهل.

هنالك أيضًا منطقة بالدماغ تدعى الإنسولا (وهي المنطقة المسؤولة عن الإدراك الحسي والعاطفي للألم) وهي تبدو مضطربة للغاية عند التعرض للجوع، ويعتبر الدور الأساسي للإنسولا هو الحفاظ على توازن أجزاء الدماغ للتكيف مع البيئة الخارجية، كما أنها أيضًا هي المسؤولة عن الشهية والرغبة في تناول الطعام. لذا، يؤدي ضعف منطقة الإنسولا في حالات الإصابة بفقدان الشهية العصابي إلى حدوث خلل في تنظيم الشهية والإحساس بالجوع، حيث ينتاب المريض شعور مبالغ فيه بالشبع مع صورة مشوهة للجسم، وأيضًا حدوث بعض المعوقات في دمج الأفكار والمشاعر بشكل صحيح، وكذلك عجز في إدراك الذات (عدم وعي المريض بأنه مريض)، بالإضافة إلى زيادة الشعور بالاشمئزاز طوال الوقت.[6][7]

6. بعض السمات الشخصية التي قد تسهم في الإصابة بالمرض

تشير الدراسات الحالية أن العديد من المراهقات المصابات بفقدان الشهية العصابي يتشاركن في الأغلب في العديد من السمات الشخصية، والتي يبدو أنها تساعد على تفاقم الأعراض المرضية لفقدان الشهية العصابي أو الحفاظ عليها، وهذه الأعراض هي العناد والسيطرة.

وفيما يلي سنعرض بعضًا من هذه السمات:

- الكمالية: هناك العديد من المعايير المبالغ فيها التي تضعها بعض المراهقات لأنفسهن، فيشعرن أن كل ما يفعلنه ليس جيدًا بما فيه الكفاية - وذلك لأن كل شيء في نظرهن يجب أن يكون مثالي وليس جيد فقط، حتى تكون شخصًا خاليًا تمامًا من العيوب ولا تشوبه شائبة. وبالرغم من أنه يستحيل تحقيق الكمال في كل شيء، إلا أن العديد من المراهقات يقضين العديد من الساعات الطويلة والمؤلمة في محاولة لتحقيق المستحيل. ذلك يفسر عملهن على تحقيق هدف الوزن/الجسم «المثالي»، مع العلم أنه لن يكون مثالي بما فيه الكفاية بالنسبة لهم أبدًا! وبالتالي تزيد ميول الكمالية من محنتهن حيث تساهم في استمرار سيطرة المرض وتضخم معاناتهن لتحقيق الجسم «المثالي».[5]

- عدم المرونة الإدراكية: المرونة الإدراكية هي القدرة الذهنية على التحول بين مفهومين مختلفين والتفكير في مفاهيم متعددة في آن واحد، أي الانتقال بمرونة من مهمة إلى أخرى أو من سلوك إلى آخر وفقًا للمتطلبات، إما بشكل معرفي أو سلوكي، والمعروفة أيضًا باسم «التحول بين المهام». أما سمات عدم المرونة الإدراكية فهي تتجلى في بعض الاستجابات الملموسة التي يمكن ربطها ببعض السلوكيات مثل السمات القهرية والعناد والكمالية، حيث يبدو أن العديد من المرضى المصابين بفقدان الشهية العصابي لديهن قدرات محدودة على التحول بين المهام، مما يجعلهن غير قادرات على التكيف حتى في مواجهة الضغوط الخارجية المحيطة.[5]

- ضعف التماسك المركزي: وهو ضعف القدرة على رؤية وإدراك «الصورة الكاملة» للأشياء، حيث تقول الأبحاث التي أجريت على السمات النفسية العصبية للمرضى اللاتي يعانين

من فقدان الشهية العصابي أنهن يملن إلى اتباع أسلوب معالجة مفصل ومركّز يُطلق عليه عادةً «التماسك المركزي الضعيف». هذا يعني أنهن يملن إلى التركيز على التفاصيل بدلًا من الصورة الأكبر (أساليب التفكير في التفاصيل مقارنةً بالتفكير المحيط). ويقترح بروفيسور لاسك (Lask) أن فهم أسلوب المعالجة هذا قد يساعدنا في فهم اضطراب صورة الجسم لدى مريضات فقدان الشهية العصابي، حيث يفترض أن الأشخاص الذين ينشغلن بالتفاصيل بشكل عام تشغلهن التفاصيل الدقيقة عند رؤية أجسادهن؛ وبالتالي عندما تنظر المصابة بفقدان الشهية إلى نفسها في المرآة، فإنها تميل إلى التركيز على تفاصيل أجزاء معينة من الجسم «الأجزاء المزعجة بالنسبة لها» وتقوم بتقييمها بشكل سلبي بدلًا من النظر إلى جسدها وتقييمه ككل.(5)

دماغ مريضة فقدان الشهية العصابي

الخلاصة: يجب أن تدركوا جيدًا أن الأمر ليس معركة مع ابنتكم، ولكنها معركة ضارية ضد العوامل المسيطرة عليها وهي الخوف والقلق والدماغ الجائع والصراع الداخلي الذي لا يرحم ابنتكم أبدًا، بالإضافة إلى القواعد والقوانين الصارمة التي فرضتها على نفسها والتي تستحوذ على عقل ابنتكم بالكامل. ذلك مع الوضع في الاعتبار أن ابنتكم لا تملك الموارد اللازمة لخوض مثل تلك المعركة بمفردها؛ فهي عاجزة تمامًا أمام هذه العوامل القوية التي تسيطر عليها، وهي بحاجة شديدة إليك لكسب هذه المعركة، كما تحتاجكم أن تحاربوا من أجلها لاستعادة صحتها من جديد. ولتعلم جيدًا أنها بدونك ستنهزم بالتأكيد إما بالموت أو بأن تصبح تابعة لأفكار مرضها مدى الحياة، فكلما طالت مدة المرض، كلما ضاعت هوية ابنتكم وانخرطت بهوية اضطراب فقدان الشهية بشكل أعمق.

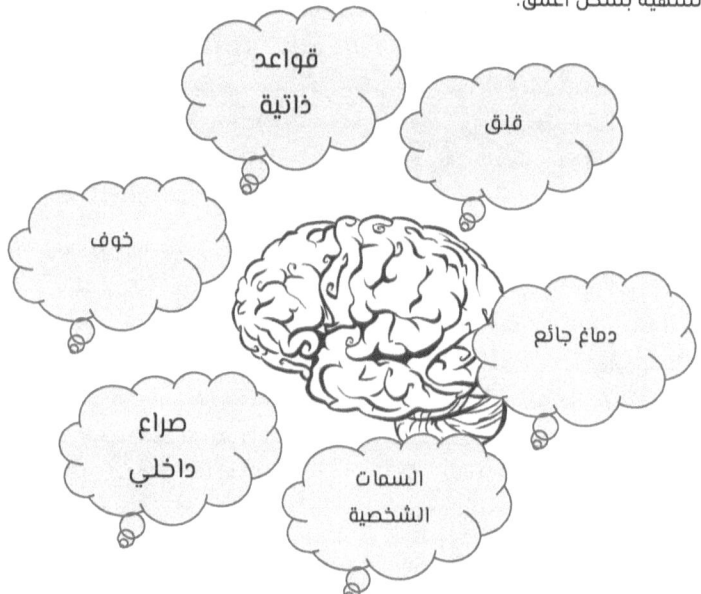

الغِذاء هو الدواء

الغذاء الصحي هو الحل الوحيد لتعافي ابنتكم وشفائها، حيث لم يتوصل العلم - حتى الآن - إلى أي أدوية تساعد ابنتكم على التحسن الفعلي.

ولنفهم السبب وراء ذلك، دعنا ننظر فيما تتكون بِنية جسم ابنتكم. يتكون جسم ابنتكم من كتلة الجسم الخالية من الدهون (وتُعرَف بالإنجليزية باسم Lean Body Mass أو LBM اختصارًا) والكتلة الدهنية، حيث تشير الكتلة الصافية الخالية من الدهون هذه إلى وزن الجسم كله عدا الدهون، بما يشمل العظام والأعضاء الداخلية والعضلات والأنسجة الضامة. أما الكتلة الدهنية، فهي تشير إلى الدهون الأساسية للجسم بالإضافة إلى الدهون المُخزَّنة بالنسيج الدهني.

وبالتالي يحتاج جسم ابنتكم إلى توازن العناصر الغذائية المختلفة لكي يستعيد صحته. وتتمثل هذه العناصر في الكربوهيدرات والبروتينات والدهون والفيتامينات والمعادن، والتي تُعد جميعها عناصر غذائية أساسية لبناء جسم سليم. وفيما يلي سنعرض أهمية كل عنصر على حدا:

الكربوهيدرات: هي مُغذيات ضرورية لتوفير الجلوكوز للجسم بعد هضمها وتزويده بالطاقة، حيث أن الجلوكوز هو المصدر الرئيسي لطاقة الجسم والمفضل له. وبدون تزويد جسم الإنسان بكمية كافية من الجلوكوز، فلن يقوم بوظائفه على نحوٍ فعال. ومن المهم إدراك أن الجلوكوز هو العنصر الغذائي الوحيد الذي يعتمد عليه الدماغ من أجل الحصول على الطاقة؛ فهو يستهلك حوالي 30% من الجلوكوز الذي يحتاجه الجسم ليقوم بوظائفه الحيوية. ومن أهم الأطعمة الغنية بالكربوهيدرات هي الخبز والحبوب والأرز والبطاطس والمعكرونة والحليب والزبادي والفاكهة، كما أن الحلويات والمشروبات الغازية تحتوي على نسبة عالية من الكربوهيدرات.

البروتينات: هي العنصر الغذائي الأساسي لبناء الجسم، وهي الوحدات الأساسية لتكوين نسيج الجسم. من المهم معرفة أنه ليس من المُعتاد أن تُستخدَم البروتينات للحصول على الطاقة، ولكن يتم تحويلها أحيانًا إلى طاقة فقط في حالة عدم تناول الجسم كمية كافية من الكربوهيدرات وهضمها. الأمر الذي يوضح أن هذه الطريقة غير فعالة للحصول على الجلوكوز، وذلك لأن الجسم يحتاج حينها إلى تكسير البروتينات للحصول على كمية صغيرة من الجلوكوز المُشتقة من البروتين. وفي حالات فقدان الشهية العصابي، يبدأ الجسم بأكل نفسه لتوفير الجلوكوز للدماغ فيما يُعرَف بعملية «الاستهلاك الذاتي أو التهام الذات». وبالتالي يتم فقدان الوزن بشكل كبير وفقد الكثير من الأنسجة العضلية. ومن أشهر الأطعمة الغنية بالبروتين اللحوم والأسماك والدجاج والحليب والزبادي والجبن والبقوليات والمكسرات والبذور.

الدهون: من الشائع إعلاميًا حاليًا أن «الدهون ضارة للجسم»، ولكن العكس صحيح، يحتاج الجسم إلى الدهون ليؤدي وظائفه الحيوية بشكل فعال ومتوازن. حيث يجب أن تُشكل الدهون في النظام الغذائي الصحي نسبة تتراوح بين 20% إلى 30% من إجمالي السعرات الحرارية. نعم، فالدهون ضرورية لوظائف الجسم الطبيعية، كما أنها تساعد على امتصاص الفيتامينات الأساسية، بما في ذلك فيتامين أ وفيتامين د وفيتامين هـ وفيتامين ك. ومن أهم الأطعمة الغنية بالدهون هي الزبدة والسمن والزيوت والمكسرات والبذور والأفوكادو، بالإضافة إلى الأطعمة المُصنَّعة مثل الوجبات السريعة والبسكويت والكعك.

يحتوي الجسم على الدهون الأساسية والتي تتركز في الغالب في نخاع العظام والجهاز العصبي المركزي والدماغ والأعضاء الرئيسية والأمعاء والعضلات. وكما يوحي الاسم، هذا النوع من الدهون يُطلَق عليه «الأساسية» لأنها ضرورية لأداء الجسم لوظائفه بصورة طبيعية، على عكس الدهون المُخزَنة بالنسيج الدهني (والمعروفة بالإنجليزية باسم Adipose Fat) التي تتراكم في الجسم عند تناول الكثير من الوجبات التي تحتوي على الدهون. ويعد «الموت جوعًا» حالة صحية سببها هو الاستنزاف الكامل لدهون الجسم والتي يتم استخدامها كاحتياطي الجسم لإنتاج الجلوكوز.

وفي المجمل، إن الدهون هي أحد المتطلبات الأساسية لإعداد جسم صحي، حيث يجب أن تتراوح نسبة الدهون في جسم المراهقات بين 15% إلى 20% حسب أعمارهم ومراحل نموهم. ويمكن أن يتسبب الانخفاض الشديد في نسبة الدهون إلى حدوث مضاعفات طبية خطيرة قد تؤثر على كل وظائف الجسم تقريبًا، بما في ذلك القلب والأوعية الدموية والغدد الصماء والجهاز التناسلي والهيكل العظمي والجهاز المناعي والجهاز الهضمي والكلى وكذلك الجهاز العصبي المركزي.

وفيما يلي سنعرض أهمية الدهون للجسم:

- الدهون ضرورية للحفاظ على حرارة الجسم، كما تعمل الدهون كعازل حراري، ولذلك يؤدي انخفاض مستوى الدهون في الجسم إلى انخفاض درجة حرارته وبالتالي عدم تحمل البرد. هذا هو السبب الرئيسي وراء شعور المراهقات المصابات بفقدان الشهية العصابي بالبرد المستمر.

- يحتوي الدماغ والجهاز العصبي المركزي على نسبة عالية من الدهون، حيث تعمل تلك الدهون كطبقة عازلة تحيط بالألياف العصبية. لذلك، يؤدي انخفاض مستوى الدهون في الجسم إلى استنزاف وتدمير تلك الطبقة مما يؤدي إلى بطء توصيل النبضات الكهربائية التي يستخدمها المخ، مما يؤدي إلى ضعف أداءه وانخفاض مستويات التركيز وزيادة الارتباك والتفكير غير المنطقي.

- يمكن أن تؤدي مستويات الدهون شديدة الانخفاض في الجسم إلى فقدان كثافة العظام، مما يزيد من خطر الإصابة بكسور الإجهاد.

كمية الطعام اللازمة لصحة ابنتكم

تحتاج ابنتك المراهقة إلى تناول ثلاث وجبات رئيسية وثلاث وجبات خفيفة يوميًا بإجمالي 3,000 سعرة حرارية أو أكثر إذا أردتم استعادة وزنها بسرعة، وقد تحتاج بعض المراهقات إلى تناول المزيد من الطعام خاصةً في المراحل المبكرة من إعادة التغذية، وذلك لأن في تلك المرحلة عادةً ما يرتفع معدل الأيض الأساسي لديها. معدل الأيض الأساسي هو المعدل الذي يستخدم به الجسم الطاقة المخزنة أثناء الراحة للحفاظ على وظائف الجسم الحيوية، ولكن عندما لا يتناول الفرد ما يكفي من السعرات الحرارية، ينخفض ذلك المعدل لديه، ومع إعادة التغذية قد يرتفع معدل الأيض مرة أخرى بما قد يصل إلى 120%.

وعادةً ما تكون الكربوهيدرات والدهون هي أكثر الأطعمة «المخيفة» بالنسبة لابنتكم لأنها تعتقد خطئًا أنها إذا تناولت هذه الأطعمة فسوف تصاب بالسمنة ويزداد وزنها بشكل قبيح. معظم المراهقات تعتمدن على «الأطعمة الآمنة» كما تطلقن عليها، والتي عادةً ما تكون أطعمة منخفضة السعرات الحرارية. لكن ابنتكم المراهقة لن تتعافى بشكل كامل حتى تتخلص من خوفها وتتناول نظام غذائي شامل لجميع المجموعات الغذائية المختلفة دون خوف. بالتالي، فإن مهمتكم الأساسية هي التأكد من تقديم كافة الأطعمة «الآمنة» وكذلك تلك «المخيفة» لابنتكم المراهقة من خلال تقديم وجبة متوازنة تحتوي على البروتينات وكذلك الكربوهيدرات والدهون.

قد يعتقد العديد من الآباء أن الحل هو تقديم أطباق شهية حلوة المذاق والشكل، اعتقادًا منهم بأن كلما كان الطعام شهي ومنسق بطريقة شيقة كلما كان أطفالهم على استعداد أكبر لتناوله. ولكن في الحقيقة، ابنتكم تكره جميع الأطعمة بمختلف أشكالها وتنسيقاتها وذلك بسبب اضطراب فقدان الشهية العصابي. لذلك، تذكروا جيدًا أنكم لا تقدموا طعامًا لزبون في مطعم ينتظر تقديم الطعام بشكل شهي ليلتهمه، ولكنكم تقدموا وجبات لابنتكم المصابة لتستعيد صحتها، وتذكروا أيضًا أن الشيء الوحيد المهم هنا هو تقديم الكمية المناسبة من الطعام ومساعدة ابنتكم على تناولها لاستعادة وزنها من جديد. لذا، اجعلوا هدفكم هو الأطعمة الصحية والمغذية، وليس تلك الشهية التي تخطف الأنظار. ومن ناحية أخرى، يعتقد بعض الآباء أنه من الأسهل لكسب الوزن بسرعة الحرص على زيادة نسبة السعرات الحرارية في الطعام (أي تقديم أكلات تحتوي على نسبة عالية من السعرات الحرارية) بدلاً من زيادة كمية الطعام المقدمة. حقيقة الأمر هي أننا لا يمكننا الحزم بأن ذلك الاعتقاد خاطئ أو صحيح، فالأمر متروك لكم ولتقديركم، لكن المهم هو إيجاد طريقة آمنة لضمان حصول ابنتكم على السعرات الحرارية المطلوبة مع كل وجبة وكل يوم حتى تتم استعادة صحتها البدنية من جديد.

ومع ذلك لا تعتقدوا أنه بمجرد تناول ابنتكم لوجباتها اليومية أنكم قد أنجزتم مهمتكم، فللأسف هناك وابل من الشكاوى والاعتراضات التي تنتظركم! فغالبًا ما ستشكو ابنتكم من الشعور بالشبع والانتفاخ وألم في البطن، وهذا أمر طبيعي تمامًا، حيث قد تقلصت معدتها قليلًا وانكمشت بسبب فترات الجوع الماضية، والآن مع زيادة كمية الطعام التي تتناولها ابنتكم ستبدأ المعدة في التمدد مرة أخرى للعودة إلى حجمها الطبيعي. الخبر الجيد هو أن ذلك الانزعاج وتلك الشكاوى لن تستمر لفترة طويلة، بل ستنتهي بمرور الوقت، وقد يساعدها وضع كيس حراري دافئ على المعدة بعد الوجبات لتقليل هذا الشعور المزعج.

قد تشكو ابنتكم أيضًا من أعراض الإمساك، وهذا أيضًا شائع جدًا وسيتحسن الأمر مع الاستمرار في تناول الطعام بشكل طبيعي، فحينها سيعود الجهاز الهضمي إلى عمله الطبيعي. غير ذلك، قد يساعد شرب كميات كافية من الماء والسوائل في انتظام حركة الأمعاء، ولكن تذكروا أن السماح لابنتكم بشرب الكثير من الماء سوف يملأ معدتها ويجعل من الصعب عليها تناول وجباتها كاملة.

سنوات المراهقة هي ثاني أكثر المراحل أهمية في حياة الفرد من حيث النمو والتطور الجسدي بعد السنة الأولى من عمر الإنسان، حيث تحتاج جميع المراهقات إلى كمية كافية من الكالسيوم نظرًا لأن المراهَقة هي الفترة التي تتكون فيها أكثر كثافة عظامهن. لذلك قد تشكل هشاشة العظام خطرًا كبيرًا يواجه المراهقات اللاتي تعانين من اضطراب الشهية العصابي لفترة طويلة،

الجوع وتناول كميات قليلة جدًا من العناصر الغذائية. لهذا السبب، من المهم جدًا توفير ما يكفي من العناصر الغنية بالكالسيوم ضمن النظام الغذائي لابنتكم، حيث تحتاج المراهقة من 3 إلى 4 دفعات من منتجات الألبان يوميًا، على أن تتكون الدفعة الواحدة من 250 ملي لتر من الحليب أو 200 جرام من الزبادي أو 50 جرام من الجبن الصلب مثل الشيدر أو 120 جرام من جبن الريكوتا. هناك العديد من العوامل الأخرى التي تساهم في بناء عظام قوية وصحية مثل وجود كمية كافية من فيتامين د وعودة الحيض (هرمون الاستروجين) للإناث وتوافر كمية كافية من هرمون التستوستيرون لدى الذكور. ولا تنسوا مناقشة الأمر مع طبيب الأطفال والذي عادةً ما يطلب إجراء فحص لكثافة عظام ابنتكم للتأكد من صحتها.

ومن المهم جدًا لصحة ابنتكم وجود مجموعات متنوعة من البكتيريا المعوية، حيث تشير الأبحاث الحديثة إلى انخفاض تنوع الكائنات الحية الدقيقة في أمعاء كل من تعاني من فقدان الشهية العصابي بسبب الجوع وقلة تناول الطعام.[8] قد يكون من المفيد أيضًا الاعتماد على مصادر البرو-بيوتيك الطبيعية مثل الزبادي وبعض أنواع الأجبان لاستعادة تنوع ميكروبات الأمعاء النافعة - على الرغم من عدم إجراء اختبارات معملية تؤكد ذلك.

وهناك أيضًا العديد من «السلوكيات الغذائية» التي تعتمدها المراهقات لتشتيت الآباء، وتتمحور هذه السلوكيات حول تجنب الطعام والهروب منه، ولكن ضعوا في اعتباركم أنها محاولة لإلهائكم عن المهمة الأساسية وهي إعادة التغذية. لذلك، من الأفضل التغلب على هذه السلوكيات في أسرع وقت ممكن.

ومن أمثلة السلوكيات التي تشتت الانتباه ما يلي:

- قطع وتقسيم الطعام إلى قطع صغيرة
- تلطيخ الطعام على الطبق
- الأكل بملعقة شاي صغيرة
- حبس الطعام في الفم وعدم بلعه
- رمي الطعام أو إخفاءه
- الهروب من الطاولة
- الردود السيئة واستخدام لغة متطرفة بالحوار
- الصراخ أو البكاء
- كسر الأواني والأثاث
- محاولات إيذاء أنفسهن بشوكة أو سكينة، وما إلى ذلك من سلوكيات.

وفي تجربة عملية: تم تصوير الوجبات العائلية بالفيديو خلال الجلسة الثانية من برنامج العلاج القائم على الأسرة. حيث قام الباحثون بدراسة الاستراتيجيات التي يستخدمها الآباء أثناء إعادة تغذية ابنائهم، ثم تم تحليل مقاطع الفيديو وتصنيف الاستراتيجيات المستخدمة إلى الفئات التالية:

- استراتيجيات التشجيع المباشر من خلال تشجيع المراهقة وحثها على تناول طعامها باستخدام عبارات مثل: «عليك أن تأكلي طبقك كله» أو «امسكي الخبز بيدك وكليه».
- استراتيجيات التشجيع غير المباشرة باستخدام عبارات مثل: «استمري» أو «لماذا لا تأكلين المزيد؟»
- الحركات التحفيزية مثل دفع الأطباق نحو المراهقة، أو وضع الشوكة أمامها، إلخ.
- ردود حازمة للحد من تناول المزيد: «هذا يكفي الآن» أو «لا مزيد من الخبز اليوم.»
- التحفيزات الإيجابية: «إذا تناولت وجبتك كاملة، يمكنك الذهاب إلى السينما الليلة».
- التحفيزات السلبية: «إذا رميت شطيرتك على الأرض، فستتناولين شطيرتين بدلاً من واحدة.»
- التعليقات الاستقلالية: «هل تريدين واحدة أخرى؟» أو «أي واحدة تريدين؟»
- تقديم المعلومات: «هذا الطبق مفيد لعظامك وصحة جسدك».

ومن المثير للاهتمام أن تلك الدراسة أظهرت أن الآباء الذين استخدموا استراتيجيات التشجيع المباشر حققوا نجاح أكبر في إقناع أطفالهم بتناول الطعام.[9]

القـدوة

وهي طريقة مثالية للتعلم حيث تقوم المراهقة من خلالها باقتداء الآباء وتقليد سلوكهم دون توجيه صريح منهم، ومن هنا يأتي المصطلح القدوة.

دعونا نعترف بأنه سيكون من الصعب جدًا على ابنتكم تناول ثلاث وجبات رئيسية وثلاث وجبات خفيفة في اليوم إذا لم تقدم الأسرة نموذجًا لسلوكيات الأكل المثالية، مثل تناول الوجبات الرئيسية في أوقات منتظمة وعدم تخطي أيًا من الوجبات اليومية وتناول الطعام معًا كعائلة، وما إلى ذلك من سلوكيات إيجابية.

قد لا تتمكن العديد من العائلات من توفير وقت لتناول الوجبات اليومية معًا، على الرغم من نواياهم الخالصة للقيام بذلك، بسبب الالتزامات المختلفة التي يرتبط بها أفراد العائلة من التزامات العمل والزيارات العائلية وممارسة الرياضة وما إلى ذلك من التزامات فردية. لكن في حالة التمكن من تخصيص أوقات منتظمة لتناول الوجبات معًا كأسرة واحدة، سيسهل الأمر على ابنتكم، حيث أن ذلك عادةً ما يساعدها على تناول الطعام لما تحصل عليه من دعم أسري متكامل. علاوة على ذلك، فإن تناول الطعام معًا يعطي رسالة أساسية مفادها أن أوقات تناول الطعام والوجبات هي أوقات مقدسة وأساسية في يوم كل فرد بالعائلة وذلك لأنها الوقت المحدد للالتقاء والمشاركة في المحادثات العائلية.

قد تشكو العديد من المراهقات من أنهن يتناولن كميات أكبر من إخوتهن و/أو والديهن، ولحل هذه المشكلة قد يقوم بعض الآباء بزيادة كمية الطعام التي يتناولونها أنفسهم أو التي يتناولها إخوتهم في محاولة لتسهيل الأمر على الطفلة المصابة. لكن هذا تصرف غير مستحب بالمرة، ولا يؤدي إلا لتعزيز رغبة الطفلة المصابة في السيطرة والتحكم. بدلًا من ذلك، يمكنكم إخبار الطفلة المصابة بلطف أنها مريضة وليست على ما يرام، ولذلك تتناول كمية طعام أكبر، وأنها بمجرد التعافي سيتم تقليل هذه الكمية وستتناول مثلها مثل أشقائها الأصحاء.

تشعر معظم المراهقات أيضًا بالقلق بشأن ما تقدمونه لهن من طعام، ومن ثم يرغبن في المشاركة في التسوق وتنظيم الوجبات وطهيها بأنفسهن، مما يستوجب وجود ابنتكم المصابة بفقدان الشهية معكم خلال هذه الأوقات وبالتالي ستحدث الكثير من النقاشات والجدال بينكم، حيث قد ترغب ابنتكم في شراء أطعمة منخفضة السعرات الحرارية أو أطعمة خاصة بنظام غذائي معين. أما أثناء إعداد الوجبة، فستشعر ابنتكم أيضًا بالقلق وستحاول إقناعكم بعدم إضافة مكونات عالية السعرات الحرارية مثل الزيت والزبدة وما إلى ذلك من مكونات عالية السعرات. لذلك ننصحكم بالتسوق وطهي الطعام والتخطيط للوجبات بمفردكم دون حضور ابنتكم. اشرحوا لها بلطف أنكم تعرفون جيدًا ما يحتاجه جسمها هذه الفترة، وأنكم أدرى بما يجب فعله حتى تتماثل للشفاء تتعافى من أزمتها، مع الحرص على توضيح أنه سيتم إرجاع جميع الخيارات إليها بمجرد إتمام الشفاء.

الآباء والأمهات الذين عانوا من بعض اضطرابات الطعام في الماضي أو الذين يعانون حاليًا من اضطرابات في الأكل قد يواجهون صعوبات بالغة في إدارة طعام ابنتهم والإشراف عليها أثناء تناول الوجبات، حيث أفاد هؤلاء الآباء أن مشاهدة ابنتهم تأكل كميات الطعام المطلوبة تثير ذكرياتهم السابقة وتعيد عليهم الصعوبات التي واجهوها أثناء تناول الطعام في الماضي، كما تكلموا أيضًا عن شعورهم بالاشمئزاز عند مشاهدة ابنتهم تأكل كميات كبيرة من الطعام على الرغم من إقرارهم بأنها تحتاج إلى تناول كميات كبيرة من الطعام حتى يتم شفائها. إذا كنتي تعانين من مثل هذه المشكلات كأم أو أب، فلا تشعروا بالتردد أو الإحراج عند طرح الموقف ومناقشته مع أخصائي العلاج القائم على الأسرة كي يساعدكم في إيجاد طرق مختلفة لإدارة هذه المرحلة بنجاح.

ومع تسليط وسائل الإعلام للأضواء على الصحة وارتباطها بانخفاض الوزن ورسم صورة نمطية للجسم المثالي، قد تشعر العديد من الأسر بالقلق بشأن وزن أفرادها وشكلهم العام، حيث تلجأ العديد من الأسر لممارسة العديد من استراتيجيات التحكم في الوزن مثل اتباع الحميات الغذائية المختلفة وتناول الطعام الصحي فقط تحت أنظمة مقيدة، وأيضًا ممارسة التمارين الرياضية وما إلى ذلك. نصيحتنا لكم إذا كنتم تتبعون أيًا من الأمور السابقة هي أن تعلقوا المشاركة في أي من هذه الأنشطة مؤقتًا حتى تتعافى ابنتكم وحتى يكون من السهل عليكم التحكم وإعادة إطعام ابنتكم المصابة بفقدان الشهية. بدلاً من ذلك كله، يمكنكم التركيز على النمط «الطبيعي» للأكل، وهو تناول مجموعة متنوعة من الأطعمة دون خوف، وكذلك تناول كميات مناسبة من الطعام من أجل الاستمتاع والشعور بالسعادة.

تناول الطعام خارج المنزل

تناول الطعام في المدرسة

عودة ابنتكم إلى المدرسة وتناول الطعام فيها أمام زملائها ستكون خطوة كبيرة وفاصلة بالنسبة لها، حيث سيكون مستوى قلقها وخوفها من تناول الطعام مرتفع بالفعل، وبالتالي سيزداد القلق والتفكير في كيفية تناول هذه الكمية من الطعام أمام الآخرين وما سيفكرون به عند رؤيتها تتناول هذه الوجبات، كل هذا يزيد من حدة القلق والتوتر، مما يجعل الأمر لا يطاق بالنسبة لها.

لذلك يوصى بإشراف أولياء الأمور على الوجبات في المدرسة خصوصًا في المرحلة الأولى من برنامج العلاج القائم على الأسرة، وذلك للتأكد من أن ابنتكم تتناول كل ما تقدمونه لها، وبالتالي يسهل على ابنتكم تناول كامل طعامها. لحل هذه المشكلة، يقوم معظم الآباء بتنظيم تناول الطعام في السيارة مع ابنتهم خلال ساعة الغداء أو وقت الراحة بالمدرسة، كما يقوم البعض الآخر من غير القادرين على الإشراف على وجبات الغداء في المدرسة بأنفسهم بتكليف إما أحد أفراد الأسرة الممتدة الموثوق بهم أو أحد المعلمين بالإشراف على طعام الطفلة في المدرسة. لكن نحن ننصح بعدم قيام أحد الأشقاء أو الشقيقات أو الأصدقاء بمهمة المراقبة أو الإشراف على تناول الوجبات في المدرسة.

وفي حالة تكليف إحدى المعلمات بالإشراف على تناول ابنتكم للوجبات بالمدرسة، فيجب عليكم مشاركة المعلمة وإخبارها بمحتويات الوجبة إما عن طريق إرسال صورة أو بريد إلكتروني يوميًا، في حين أننا ننصح بتسليم غذاء ابنتكم مباشرة إلى المعلمة المُكلفة بهذه المهمة، فهي لا تعرف مقدار ما تحتاجه ابنتكم من الطعام، وإذا لم تخبروها بما أرسلتم فسوف تظن أن ما تجلبه ابنتكم هو ما قد متموه لها من طعام! عليكم مراعاة ضعف ابنتكم وعدم وضعها في موقف يغريها بالتخلص من أجزاء من وجبتها؛ حيث قد يحثها فقدان الشهية العصابي على القيام بذلك. المعلمة تريد مصلحة ابنتكم أيضًا وستبذل قصارى جهدها لمساعدتك، إلا أنها لا تملك من المعرفة ما تملكونه أنتم، كما أنها ليست لديها الخبرة الكافية للتعامل مع وحش فقدان الشهية العصابي، ونظرًا لكثرة المهام اليومية التي تقوم بها المعلمة، قد يتشتت انتباهها بسهولة عن ابنتكم، وبالتالي يخلق هذا الوضع -عن غير قصد- فرصة لابنتكم إما لإخفاء الطعام أو التخلص منه. لذلك يجب أن يكون لدى المعلمة صورة أو مرجع لتتأكد من تناول ابنتكم وجبتها كاملة.

وقد أفادت العديد من المراهقات أنه من الصعب تناول الطعام مع زميلاتهن لأن زميلاتهن تأكلن كمية قليلة جدًا من الطعام أو قد لا تأكلن في المدرسة على الإطلاق. لذلك يجب عليكم أن تشرحوا لابنتكم بلطف أنكم لستم مسؤولين عن سلوك زميلاتها وأنهن ربما ستأكلن جيدًا عند العودة إلى منازلهن، وفي الأخير فأنتم مسؤولين فقط عن ابنتكم وعليكم القيام بالشيء الصحيح لها ولمصلحتها.

تناول الطعام بالمطاعم - خارج المنزل

كما ذكرنا سابقًا، تشعر العديد من المراهقات بالقلق حيال تناول الطعام بالخارج وأمام الآخرين. مما يجعل الخروج لتناول الطعام في المطاعم يبدو شيئًا مرعبًا بالنسبة لابنتكم لأنها دائمًا تخشى المجهول، وهو الوجبات المتاحة في قائمة طعام ذلك المطعم والمكونات والسعرات الحرارية لهذه الأطباق وما إلى ذلك. يقول علماء النفس أن إحدى أفضل الطرق للتغلب على القلق هي التعرض للموقف/الشيء الذي يسبب القلق، لذلك فعندما تبدأ ابنتكم في استعادة وزنها تدريجيًا، ستحتاجون إلى مساعدتها في التغلب على هذا الخوف، ومن الأفضل أن تقوموا بذلك من خلال خطوات صغيرة ومُخطط لها جيدًا. ففي البداية ناقشوا مع ابنتكم مسبقًا واختاروا معًا أين ستذهبون وماذا ستطلبون. يمكن أن تخططوا في البداية للخروج لتناول القهوة أو أي شيء صغير كبداية للتغلب على هذا القلق، ويفضل أن يكون شيئًا تأكله ابنتكم بشكل مريح. بعدها قوموا بالتدريج بالخروج لتناول الوجبات بالخارج حتى تتمكنوا من تناول وجبة أساسية كاملة دون قلق أو خوف.

وتذكروا أن الهدف الأساسي هو العودة للأكل بشكل طبيعي!

نصائح مفيدة عند إعادة إطعام ابنتكم
(بشهادة العديد من الآباء الذين مروا بتجربة مماثلة)

- من الأفضل تقديم الأطعمة «المخيفة» والتنوع في الوجبات منذ بداية إعادة التغذية، حيث لا توجد أي فائدة من تأخير تقديم هذه الأطعمة لأن الأمر سيكون أشبه بالبدء من جديد، ولن تكسب شيئًا بتأخيرها.

- لا تقعوا في فخ «الطعام الصحي» وأنه قد يجعل ابنتكم أفضل. وتذكروا أن اضطراب فقدان الشهية هو في الأساس الخوف من تناول الطعام، وخاصةً الأطعمة ذات السعرات الحرارية العالية، وأن من علامات تعافي ابنتكم قدرتها على تناول كل شيء دون خوف. فتناولها للأطعمة عالية السعرات هي علامة قوية على تماثلها للشفاء.

- لا يوجد مجال للتفاوض أو الإقناع أو إلقاء المحاضرات والتوجيهات أو استخدام المنطق أثناء أوقات الوجبات. فهو تكتيك يستخدمه اضطراب فقدان الشهية العصابي لإضاعة وقت تناول الطعام أو تجنبه. ولكن بدلًا من ذلك، يمكنكم الالتزام بتطبيق استراتيجيات التشجيع المباشر (مرارًا وتكرارًا) على تناول الطعام الذي تقدمونه لابنتكم في أوقات الوجبات لأنه سيضعف سيطرة اضطراب فقدان الشهية تدريجيًا.

- لا تقعوا في فخ اختيار ما تعتقدون أن ابنتكم ستأكله، لأن ذلك يعد تكيف مع مخاوفها، ولكن عليك تقديم كل ما تحتاج إليه للحصول على صحة جيدة.

- لا تشركوا ابنتكم في إعداد الطعام أو التخطيط للوجبات أو حتى حساب السعرات الحرارية معه، وكذلك لا تأخذوها معكم للتسوق أو تشركوها في أي قرار يتعلق بالطعام، حيث سيكون تركيزها مُنصب فقط على تقليل السعرات الحرارية والتخلص من الأطعمة «المخيفة». ما عليكم سوى وضع الوجبة أمام ابنتكم وتقديم الدعم لها لتتناولها كلها.

- تأكد من مقدار ما تحتاجه ابنتكم من طعام لتتمكنوا من استعادة وزنها بسرعة، حيث عادةً ما يكون الآباء على دراية بما يجب تقديمه لابنتهم السليمة، إلا أنهم قد يكونون بحاجة إلى أن يتعلموا وبسرعة مقدار ما يجب تقديمه لطفلة تتضور جوعًا.

- لا تتوقعوا أن تكون ابنتكم قادرة على اتخاذ قرارات صحيحة بخصوص ما تتناوله من أطعمة؛ فتفكيرها منساق ومتأثر بأفكار اضطراب فقدان الشهية العصابي، مما يجعل كل قرارتها خاطئة، وستشعر بالذنب بغض النظر عن القرار الذي ستتخذه. فهي في صراع مستمر «لا تفوز فيه أبدًا» وستشعر بالراحة فقط عندما يتخذ شخص أخر القرار بالنيابةً عنها.

- حاولوا ألا تتحدثوا عن الأكل الصحي، بل تحدثوا عن الأكل الطبيعي؛ وهو ما تتناوله المراهقة السليمة الطبيعية التي تتمتع بصحة جيدة، حيث تأكل أطعمة متنوعة وبانتظام، والأهم من ذلك أنها تأكل باستمتاع ودون خوف.

- حاولوا السيطرة على جميع سلوكيات فقدان الشهية العصابي وخاصةً أثناء تناول الوجبات بأسرع ما يمكن، ومن أمثلة هذه السلوكيات المزعجة تقسيم الطعام إلى أجزاء صغيرة وتناول الطعام بملعقة صغيرة وما إلى ذلك، حيث تعزز هذه السلوكيات من قوة وسيطرة فقدان الشهية على ابنتكم، وعندما تشجعون ابنتكم على تخطي حاجز الخوف، سيصبح الأمر أكثر سهولة بالنسبة لها (فيما يشبه العلاج بالتعرض في علم النفس).

- كونوا مستعدِّين للمعركة القاسية مع اضطراب فقدان الشهية، حيث ستكون هناك الكثير من النقاشات والجدال والمقاومة حتى تفهم ابنتكم طبيعة مرضها وتؤمن أنكم أقوى من فقدان الشهية وأنكم لن تتراجعوا ولن تسمحوا بأي شيء سيئ أن يحدث لها. قوة المعركة تتفاوت باختلاف العائلات اعتمادًا على مدى سيطرة فقدان الشهية على ابنتكم وشخصيتها وسماتها، وأيضًا إذا كانت هناك اضطرابات نفسية مسبقة مثل اضطرابات القلق والوسواس القهري. لذا، يجب أن تتناسب قوة إصراركم مع شدة سيطرة المرض، وبالوقت ستجد ابنتكم الراحة والأمان في قوتكم وسيطرتكم على المرض. تذكروا أن سر كسب المعركة هو أن تكونوا حاسمين دائـمًا أمام سلوكيات اضطراب فقدان الشهية مهما كلفكم الأمر.
- لا تسمحوا للحيوانات الأليفة بالجلوس مع ابنتكم أثناء تناول الطعام، حيث قد تقوم ابنتكم بإطعام هذه الحيوانات وجبتها وتتفاخر أمامكم بتناولها كاملة!
- تأكدوا من إظهار وحدتكما كوالدين، وأنكما متفقان على كل ما يتعلق باحتياجات ابنتكما وكمية الطعام التي تحتاج إلى تناولها وأنها يجب أن تنهي وجبتها كاملة وأنكما لن تتهاونا مع اضطراب فقدان الشهية وأنكما ستدعمان بعضكم البعض. تذكروا أيضًا أنه إذا رأت المصابة بفقدان الشهية أي ضعف أو ثغرة في علاقة الوالدين، فسوف تستغلها بلا هوادة مما قد يؤثر على نتائج العلاج بالسلب.
- عليكم مراقبة ابنتكم أثناء تناول الطعام والتأكد من تناولها الوجبة التي قدمتموها لها كاملة، فقد تقوم ابنتكم بإخفاء الطعام في كمها أو في جيوبها، أو حتى في المناديل، وسوف تتفاجؤوا بتنوع الأماكن التي تخبئ بها ابنتكم الطعام. تذكروا أن ابنتكم يمكن أن تقوم بأي شيء لتجنب تناول الطعام ولو أتيحت لها نصف فرصة فقط.
- وعلى الرغم من كل تلك التحديات التي تواجهها، حاولوا أن تجعلوا أوقات الوجبات طبيعية وهادئة قدر الإمكان من خلال المشاركة في المحادثات العائلية واستخدام كافة عناصر التشتيت الممكنة.

نماذج لخطط الوجبات الرئيسية والوجبات الخفيفة اليومية

خطط الوجبات الرئيسية والوجبات الخفيفة التالية هي مثال على كمية الطعام التي تحتاج ابنتكم لتناولها في اليوم. يرجى ملاحظة أنها مجرد دليل لمساعدتك على فهم متطلبات المدخول اليومي اللازم من الطعام لاستعادة وزن ابنتكم، حيث يمكنكم التبديل بين الأطعمة ذات السعرات الحرارية المماثلة. قد تفضل ابنتكم الالتزام بخطة وجبات معينة، ولكن ضعوا في اعتباركم أنه ليس من الجيد الالتزام الصارم بنفس خطة الوجبات كل يوم، حيث أن ذلك يعزز فكرة العناد والسيطرة من جديد. الهدف الرئيسي هو أن تعود ابنتكم إلى تناول الطعام بشكل طبيعي، مما يعني تناول كل ما هو متاح و/أو يقدمه الوالدان دون خوف أو قلق من أي شيء، حيث تشير الأبحاث إلى أن تناول نظام غذائي متنوع يمكن أن يكون من أهم عوامل النجاح في رحلة العلاج من اضطراب فقدان الشهية العصابي. [10]

تذكروا دائمًا أن تكونوا:

واثقين من قراراتكم

عقلانيين

رحيمين

هادئين

ومبدعين

عينة من الوجبات الخفيفة المناسبة لتقديمها لطفلك

(بقلم مدربة التغذية والصحة نيفين بليغ)

	شاي الصباح	شاي العصر	العشاء
الأحد	قطعة كعكة مافن بالشوكولاتة الداكنة والتوت. 250 مل حليب كامل الدسم أو حليب صويا	عصير فاكهة (موزة و 300 مل حليب و 150 جرام زبادي كامل الدسم و ملعقة صغيرة عسل وملعقتين كبيرتين ممتلئتين من نخالة القمح أو بذور الكتان المطحونة أو قشر السيليوم و بلحتين).	350 مل حليب و ملعقتين كبيرتين من مسحوق الكاكاو الطبيعي وقطعة فاكهة.
الاثنين	قطعتي بسكويت الشوفان والزبيب. تفاحة. 250 مل حليب كامل الدسم أو حليب صويا.	كوب فاكهة و 200 جرام زبادي و نصف كوب جرانولا محمصة.	350 مل حليب مع ملعقتين كبيرتين من مسحوق الكاكاو الطبيعي وقطعة فاكهة.
الثلاثاء	بار جرانولا بمكونات طبيعية. 250 مل حليب كامل الدسم أو حليب صويا.	شريحة خبز توست بالحبوب مع ملعقة صغيرة من الزبدة والموز المقطع شرائح فوقها. 1 كوب حليب.	300 مل حليب مع ملعقتين كبيرتين من مسحوق الكاكاو الطبيعي. قطعتين من بسكويت الشوفان والزبيب.
الأربعاء	بار جرانولا بالفواكه والمكسرات. قطعة فاكهة. 250 مل حليب كامل الدسم أو حليب صويا.	عصير فاكهة (موزة و 300 مل حليب و 150 جرام زبادي كامل الدسم و ملعقة صغيرة عسل وملعقتين كبيرتين ممتلئتين من نخالة القمح أو بذور الكتان المطحونة أو قشر السيليوم و بلحتين).	كيس شاي منقوع مع 350 مل حليب وملعقة عسل صغيرة. وقطعة فاكهة.
الخميس	بار مكسرات طبيعي (40 جرام) وقطعة فاكهة. 250 مل حليب كامل الدسم أو حليب صويا.	شريحتي خبز متعدد الحبوب. قطعتين من وجبة 21 جرام جبنة مع الأفوكادو.	مشروب عالي البروتين (مناسبة للأطفال). قطعة فاكهة.

	شاي الصباح	شاي العصر	العشاء
الجمعة	لفافة خبز بالجبن أو أعشاب مع ملعقة زبدة صغيرة. 250 مل حليب.	كرة طاقة طبيعية عالية البروتين. قطعة فاكهة. 250 مل حليب كامل الدسم أو حليب صويا.	350 مل شوكولاتة ساخنة. بسكويت.
السبت	قطعة خبز بالفاكهة/ المكسرات والزبدة. 250 مل حليب كامل الدسم أو حليب صويا.	كوب عصير فواكه وخضروات. 4 قطع بسكويت متعدد الحبوب وملعقتين كبيرتين زبدة مكسرات.	مشروب عالي البروتين (مناسبة للأطفال). قطعة فاكهة.

عينة لخطة تغذية (بقلم مدربة التغذية والصحة نيفين بليغ)

اليوم الرابع	اليوم الخامس	اليوم السادس	اليوم السابع	اليوم الثامن
شريحتي خبز توست الحبوب الكاملة. ملعقتين زبدة. بيضتان. نص أفوكادو. كوب حليب.	وجبتي حبوب عالية الألياف. موزة. 250 مل حليب بقري كامل الدسم أو حليب الصويا	قطعتين من خبز الحبوب الكاملة. قطعتي زبدة. ملعقة زبدة مكسرات (فول سوداني أو لوز أو غيرهم). ملعقة مربى أو عسل. قطعة فاكهة. زبادي.	وجبتين من الحبوب الكاملة. موزة. 250 مل حليب بقري كامل الدسم أو حليب الصويا.	قطعتي خبز عربي صغيرتين. ملعقتين زبدة. علبة صغيرة فول مصري مدمس أو فول لبناني. كوب عصير برتقال أو حبة فاكهة كبيرة.
ساندويتش مشوي بجبنة وروزبيف بقري أو رومي وأفوكادو وطماطم (مع الزبدة). كوب عصير.	ساندويتش من التونة والأفوكادو والزبادي اليوناني. سلطة. قطعة فاكهة.	طبق واحد فتة دجاج وحمص. كوب حليب. قطعة فاكهة.	بيض مخفوق مع الجبنة و الخضار. سلطة. كوب عصير فاكهة.	سلطة دجاج وبيض وكاجو وفريكة. واحدة زبادي. كوب عصير.
سمك مقلي سلمون أو عادي. ودجات بطاطا أو بطاطس. سلطة مع صوص. شريحة خبز بالزبدة. كوب عصير.	سلطة خضار مشوي وحمص وجبنة فيتا (مع صوص). قطعة خبز بالزبدة. كوب عصير.	مكرونة بولونيز باللحم المفروم وجبنة بارميزان. سلطة جانبية. شريحة خبز الثوم. كوب عصير.	دجاج مشوي. صوص المرقة. بطاطس مشوية وبطاطا وفاصوليا وبازلاء مطبوخة على البخار. كوب عصير.	طاجن لحم ضاني/بقري مع الكسكس وصلصة اللبنة. كوب عصير.
كوب مهلبية باللبن. قطعة فاكهة.	كوب زبادي يوناني	2 بولة آيس كريم.	قطعة تشيز كيك.	كوب زبادي كامل الدسم مع ربع كوب لوز.

	اليوم الأول	اليوم الثاني	اليوم الثالث
الإفطار	وعاء عصيدة بوريك مطبوخة بحليب كامل الدسم أو حليب الصويا (250 مل). موزة واحدة. 100 جرام زبادي. ملعقتين كبيرتين من بذر الكتان أو الشيا أو اللب الأبيض (بذر اليقطين). ملعقة واحدة صغيرة عسل أو سكر بني.	شريحتين من خبز الحبوب. ملعقتين صغيرتين زبدة. ملعقة صغيرة من الطحينة + ملعقة عسل أسود أو أبيض. قطعة فاكهة. زبادي.	وجبة شوفان مبيتة (منقوع في كوب من أي عصير فاكهة وزبادي). 250 مل حليب. موزة أو قطعة مانجو. ملعقة صغيرة من العسل مع اللوز المكسور.
الغداء	ساندويتش دجاج/ افوكادو/ جبن (بخبز من الحبوب). كوب عصير.	أومليت مصري. سلطة. كوب عصير.	سلطة مكرونة الدجاج بصوص البيستو (الريحان) مع جبنة فيتا. كوب حليب. قطعة فاكهة.
العشاء	منقوشات لبنانية بالسبانخ والجبنة الفيتا. سلطة. عصير البرتقال.	دجاج وخضار مقلي مع الكاجو. (صوص المحار أو الترياكي). مع أرز على البخار. وكوب عصير	بطاطس بوريك مع لحمة مفرومة بقري أو ضاني ومغطاة بالبطاطس المهروسة: (مطبوخة بالحليب أو الزبدة). خضار سوتيه على البخار. خبز بالحبوب الكاملة مع الزبدة. كوب عصير.
التحلية	2 بولة آيس كريم.	كوب زبادي كامل الدسم محلى مع فاكهة.	بار شوكولاتة صغير وكوب حليب.

خواطر إحدى أولياء الأمور- إعادة التغذية ووجع القلب!

لقد كنا في حيرة شديدة قبل البدء في رحلة إعادة إطعام ابنتنا من خلال برنامج العلاج القائم على الأسرة (والمعروف اختصارًا بـ FBT)؛ كنا لا نعرف كيف يمكننا إقناعها بأن تأكل أي شيء خارج النظام الصارم الذي فرضته على نفسها، حيث كانت قائمة الأطعمة «المقبولة» تتناقص وتقل يومًا بعد يوم بشكل جعلنا نشعر بالقلق واليأس الشديد.

وعندما بدأنا رحلة العلاج، قام المعالج المختص بشرح طبيعة المرض ووصف الأدوات والموارد اللازمة لمواجهة هذا المرض المخيف، وبدأنا بالفعل باتباع تعليماته ونصائحه فور ذهابنا إلى المنزل!

لقد كانت محنة كبيرة وشاقة، حيث كان الأمر صعبًا ومخيفًا ومرهقًا بالنسبة لنا، ومرعب وشاق جدًا بالنسبة لابنتنا. فكنت أرى «الأفكار السلبية» وهي تتصارع في رأسها؛ كانت تصرخ وتغضب بشدة لدرجة أنها كانت تتصرف كما لو كانت ستقع من على منحدر يبلغ ارتفاعه 50 مترًا كلما قدمنا لها وجبة «غير مقبولة». برأيك ماذا كنت ستفعل لو كنت مكانها وتدور برأسك كل هذه المخاوف؟ عن نفسي، كنت سأقاتل حتى الموت لمنع والدي من دفعي نحو الهاوية (ظنًا منهم أنهم يحمونني)!

وسرعان ما تحولت ابنتنا الجميلة والمتعاونة والحساسة والمهذبة والمحبة إلى شخص آخر لا نعرفه! فكانت عيناها تجحظان بشدة وهي ترمي طعامها بعنف وبشكل متكرر بقدر استطاعتها. كانت تصرخ وتبكي وتضربنا، وترمي الطعام علينا وترمي أدوات الطعام وحتى أثاث البيت كانت ترميه على الأرض، وتسبنا وتخدش نفسها وتجري في أرجاء المنزل مشتتة حتى تهرب من الباب الأمامي إلى الشوارع والأزقة، ونحن وأشقائها ورائها لنلحق بها. فغالبًا ما كانت تحاصر نفسها حتى لا تتمكن من تناول الطعام أو حتى لا تضطر إلى التفاعل معنا. كما كانت تحتفظ بالطعام في فمها لمدة تصل إلى نصف ساعة ولا تبتلعه. غير ذلك كانت تحتفظ بالطعام تحت لسانها لتتخلص منه لاحقًا، وكانت بارعة في إخفاء الطعام حتى تحت ملاحظاتنا الملاصقة؛ فكانت تخبيه في أكمامها أو جيوبها أو جواربها أو حتى أحذيتها، وما إلى ذلك من الخدع التي لا تنتهي أبدًا. وكانت تراقب عيني حتى تتحول عنها للحظات ثم تغتنم الفرصة لإخفاء الطعام. كانت محنتها كبيرة حقًا لدرجة أنها بدأت تعاني من أفكار انتحارية. كنا نراقبها على مدار الساعة طوال أيام الأسبوع لنتأكد من أنها لم تؤذ نفسها.

وكانت الوجبة الواحدة تستغرق وقتًا طويلاً ما بين 1 إلى 4 ساعات حتى تنتهي منها، واستمر هذا الوضع لعدة أسابيع متتالية حتى تمكنت من تقليل المدة تدريجيًا.

وفي كل وجبة كنت أجلس بجانب ابنتي وأشجعها على تناول طعامها كله، كنت احثها على التقاط شوكتها وأن تبدأ في الأكل، كنت أقول لها «أعلم أنك شجاعة ويمكنك القيام بذلك!»، «هذا الطعام هو ما يحتاجه جسمك لينمو»، «أنت بأمان هنا فلا تخافي، أنا هنا لمساعدتك في إنجاز هذه الوجبة»، «الأكل غير قابل للتفاوض، فلنستمر في تناول الطبق كله»، وما إلى ذلك من العبارات التشجيعية حتى نتأكد من أنها تناولت الوجبة بأكملها بغض النظر عن المدة التي استغرقها ذلك. فقد تقبلنا فكرة أن تستغرق الوجبات عدة ساعات متتالية وأن نشاهد رحلة كل قضمة من الطبق وحتى يتم بلعها بسلام. استمر ذلك حتى أدركت ابنتنا في النهاية أننا لن

نتراجع أبدًا وأننا لن نسمح بعدم تناول أي وجبة أو الإنقاص منها! نعم، كانت رحلة شاقة جدًا ولكن مع المعرفة الجيدة والتصميم وقوة الإرادة تمكنا من إنهاء الرحلة بأمان، حيث أدركت ابنتنا في النهاية أن تناول الطعام سيكون أقل إرهاقًا لها من القتال ضدنا. لقد كنا قوة صارمة وعقدنا العزم على «استعادة ابنتنا» وإنقاذ حياتها.

أما عنا كآباء، فقد كان الحفاظ على الهدوء و«السيطرة» أثناء مرحلة إعادة التغذية أمرًا بالغ الأهمية (أيًا كان شعورك وقتها يجب أن تكون هادئ ومتحكم في ردود أفعالك!). فقد كانت ابنتنا خائفة جدًا لذلك كان يجب أن يكون ردنا عليها هادئًا ومطمئنًا، بغض النظر عن مدى صعوبة ذلك. لقد كانت بحاجة إلى طمأنتنا وحبنا فقط لتتمكن من التأقلم واجتياز هذه المرحلة.

وإذا تأملنا الموقف قليلاً، فيمكن أن نصف مرحلة إعادة التغذية بأنها «مرحلة طرد الشيطان»! فقد كان أمرًا مرعبًا حقًا ولكنه ضروري لوضع ابنتنا على طريق التعافي من اضطراب فقدان الشهية العصابي.

إمضاء...

أم نجحت في تجربة العلاج القائم على الأسرة

بعض السلوكيات التي قد تلجأ إليها ابنتكم لعدم زيادة وزنها

سلوكيات التخلص من الطعام

تشمل هذه السلوكيات القيء الذاتي، أو إساءة استخدام الملينات و/أو مدرات البول، وقد يرجع السبب في ذلك إلى الشعور بالضيق والذنب الذي تعاني منه ابنتكم بعد تناول الوجبات. وتعد هذه السلوكيات هي محاولة للتخلص من السعرات الحرارية التي استهلكتها ولتخفيف الشعور بالذنب.

ومن الجدير بالذكر، أن اتباع مثل تلك السلوكيات يترتب عليه العديد من المشكلات الصحية على المدى الطويل، لذلك فمن المستحسن التحكم في تصرفات ابنتكم والسيطرة على مثل هذه السلوكيات في أسرع وقت ممكن. ذلك حيث يمكن أن يؤدي القيء المفرط إلى تلف بطانة المريء والإصابة بالارتجاع وحموضة المعدة وتآكل مينا الأسنان ونزيف الجهاز الهضمي، وكذلك اختلال التوازن الكهربائي للجسم بالكامل. كما يمكن أن يؤدي سوء استخدام الملينات إلى اضطرابات الكهارل (أو ما تعرف أيضًا بالشوارد أو الإلكتروليت؛ وهي مواد تعمل على توصيل التيار الكهربائي عند إذابتها في الماء، وتوجد الكهارل بشكل طبيعي في الجسم؛ حيث توجد في الدم وسوائل الجسم والبول. ويمكن كذلك الحصول عليها من الأطعمة كالخضروات والفواكه والمشروبات أو من المكملات الغذائية).

ولن تتوقف أضرار سوء استخدام الملينات ومدرات البول عند هذا الحد، حيث يمكن أن تؤدي إلى ضعف عضلات الحوض وانتكاسة المستقيم، كما أنها تعوق امتصاص العناصر الغذائية بشكل جيد. لذلك، عليكم مراقبة ابنتكم عن كثب ومتابعة سلوكياتها جيدًا خاصة بعد تناول الوجبات للتأكد من أنها لا تمارس أيًا من هذه السلوكيات الضارة. وعادة ما يوصى بالراحة في الفراش لمدة ساعة بعد كل وجبة.

النشاط البدني

تمارس العديد من المراهقات نشاطًا بدنيًا مفرطًا في محاولة لاستهلاك السعرات الحرارية التي تم تناولها. لذلك يُنصح بإيقاف جميع التمارين الرياضية خاصة في المرحلة المبكرة من إعادة التغذية لتحديد كمية الطعام التي تحتاجها ابنتكم لاكتساب الوزن من جديد.

ضعوا في اعتباركم أن ابنتكم ستكون مندفعة لممارسة التمارين الرياضية، كما أنها لا تمتلك القدرة على إيقاف نفسها.

ويرجى ملاحظة أن هناك العديد من أشكال التمارين التي تمارسها المراهقات المصابات والتي قد لا تدركون أنها نشاط بدني. وفيما يلي أمثلة لمثل هذه الأنشطة:

- ابنتكم تفضل الوقوف بدلاً من الجلوس - فالوقوف يستهلك طاقة أكثر من الجلوس - اجعلوا ابنتكم تجلس.
- فرط النشاط المضطرب - الهزهزة، والمشي لمسافة أطول للقيام بالمهام، والاستخدام المفرط للسلالم، وتكرار المهام غير الضرورية - أوقفوا ابنتكم إذا قامت بمثل هذه السلوكيات.
- ممارسة الرياضة بسرية - قد تمارس ابنتكم بعض التمارين الرياضية القاسية كلما هربت من الرقابة أو عندما تكون بمفردها في غرفتها، كممارسة القفزات النجمية/القرفصاء أثناء تواجدها في الحمام - عليكم أن تكونا أكثر حذرًا خاصة في مثل تلك الأوقات.

درجة حرارة الجسم

يتطلب تسخين أو تبريد الجسم استهلاك بعض الطاقة، حيث أن المصابات بفقدان الشهية عادة ما يشعرن بالبرد بسبب حالة الطاقة المستنفدة. قد تحاول العديد من المراهقات المصابات بفقدان الشهية استهلاك السعرات الحرارية/الطاقة عن طريق جعل أنفسهن إما يشعرن بالبرد الشديد (ارتداء ملابس خفيفة جدًا، وترك النوافذ مفتوحة في الطقس البارد وما إلى ذلك) أو جعل أنفسهن يشعرن بالحرارة بشكل مفرط لتحفيز التعرق (مثل: تدفئة غرفتهم وتغطية أنفسهم بغطاء سميك كأجواء الساونا). إذا كنتم تشكون في أي من هذه السلوكيات، فسوف تحتاجوا إلى التأكد من أن ابنتكم تحافظ على درجة حرارة الجسم الطبيعية للمساعدة في الحفاظ على الطاقة.

تذكروا أنكم يجب أن تكونا دائمًا متقدمين بخطوة عن مرض فقدان الشهية لكسب المعركة!

وحدة الأبوين

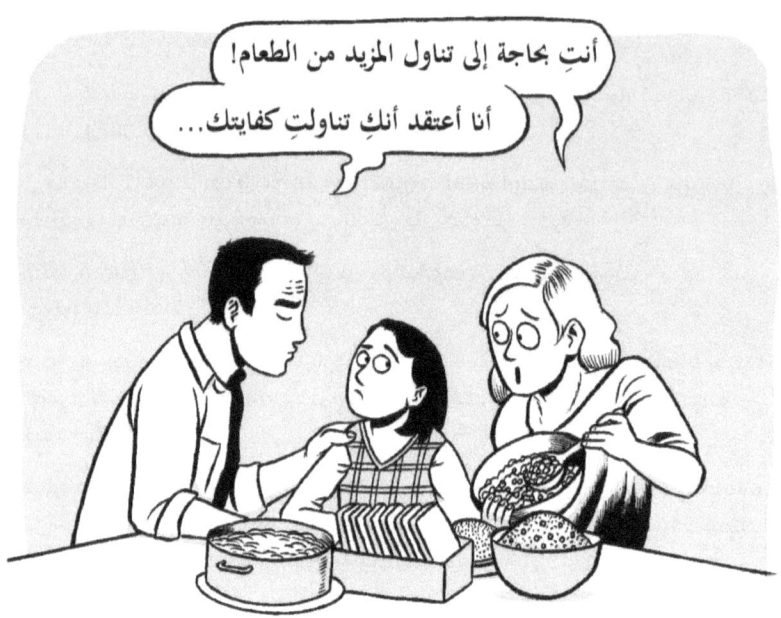

ربما تكون وحدة الأبوين هي أهم مهارة مطلوبة للتعامل الجيد مع المراهقة المصابة بفقدان الشهية. حيث يعتبر الوقوف معًا على جبهة واحدة ضد فقدان الشهية هي فرصتكم الوحيدة للانتصار على هذا المرض العنيف. يجب عليكم كأبوين اتخاذ القرارات بشكل مشترك لتقديم رسالة قوية ضد المرض، كما عليكم الاستعداد لردود أفعال ابنتكم ووضع توقعات للتغيرات السلوكية التي قد تظهر عليها؛ فبدون وحدة الأبوين سيفرق فقدان الشهية بينكما وسيحبط جهودكم لتحسين صحة ابنتكما.

فتعزيز سلطة الأبوين أمر بالغ الأهمية، فهو أحد أقوى عوامل التعافي. حيث يؤكد كتاب العلاج القائم على الأسرة على أن الأبوين «يجب أن يكونا دائمًا على نفس الجبهة وخطوط الدفاع نفسها جنبًا إلى جنب». حيث أظهرت دراسة فعلية أجراها إليسون وآخرون أن نسب الشفاء الأعلى تحققت عندما كان الأبوين متحدين وقادرين على السيطرة على كافة الأمور معًا. [11]

لماذا يجد الأبوين صعوبة في العمل معًا؟

عادةً ما تختلف طريقة تربية وحب الأبناء من شخص لآخر، وبالتالي بين الوالدين في الأسرة الواحدة؛ ويرجع ذلك إلى تجربة كل فرد الشخصية، فكل شخص كبر ونشأ في عائلة مختلفة،

وبالتالي اكتسب عادات ونموذج مختلف للأبوية، ويُشار إلى ذلك بمصطلح «نموذج العمل الداخلي للتربية». كثير منا قال «عندما أكون أبًا، لن أفعل ذلك أبدًا مع أطفالي»، ثم تدور الأيام، وعندما أصبحنا آباء أدركنا فجأة أننا نتصرف ونفعل تمامًا كما فعل آباؤنا.

وجود اختلاف في وجهات النظر بخصوص التربية لا يمثل عادة مشكلة كبيرة عندما تسير أمور الأسرة بسلاسة، حيث تتمكن معظم العائلات من استيعاب القيم والأصول المختلفة لكل فرد من الأبوين، ففي بعض الأحيان يتولى أحد الوالدين الدور اللطيف بينما يكون الآخر هو الشخص الأكثر صرامة، وبالتالي يتكيف الأطفال بسرعة مع أسلوب وطريقة كلًا من الوالدين. لكن عندما يصاب أحد الأبناء بفقدان الشهية العصابي، فإن أي اختلاف بين الوالدين يصبح كارثيًا. حيث يعمل فقدان الشهية سريعًا على التفرقة بين الوالدين عن طريق توجيه الإساءة إلى الوالد الأقوى ومحاولة كسب التعاطف من الوالد الأضعف مما يؤدي إلى انقسام الأبوين.

وفي الواقع، عند التعامل مع مراهقة مصابة بفقدان الشهية، يصبح دور الأبوة فجأة أمرًا غريبًا، حيث يبدأ الوالدان في الشك في قدراتهما على التربية ورعاية أبنائهم. يرجع ذلك إلى صدمة استيعابهم بأن قدراتهم واستراتيجياتهم الأبوية الطبيعية لم تعد فعالة، مما يؤدي إلى أزمة عائلية وعدم استقرار أسري، وبالتالي يصبح الوالدين في حيرة أكبر مع عدم قدرتهم على معرفة كيفية التعامل الجيد مع بناتهم المراهقات المصابات بفقدان الشهية العصابي! سرعان ما يظهر الانقسام الأبوي والانتقادات السلبية عندما يفشل أحد الوالدين في إدارة الموقف، ويبدأ الطرف الآخر بانتقاد جهود شريكته، وينتابه شعور بأنه يعرف طريقة أفضل لإدارة الموقف، ولكنه سيفشل أيضًا. وبالأخير يكون فقدان الشهية هو الرابح الوحيد في هذا الموقف.

ومن بين العوامل التي تُسهم في عدم التناغم بين الآباء هو التعرض المستمر لضغط الطفلة المصابة، حيث يعمل وجود طفلة مصابة بالأسرة على زيادة قلق الوالدين ويشعرهم بالعجز المستمر. تخيل معي الموقف، كلما واجهت ابنتك المراهقة المصابة الطعام، فإنها تشعر بمزيد من الحزن والاضطراب ومن الممكن أن تبدأ بالصراخ والبكاء، مما سيعصر أوتار قلبك حتمًا عندما تشاهدها تعاني. لا تقلق من الطبيعي أن يشعر الأهل بالضيق ويغمرهم الشعور بالعجز والارتباك في مثل هذه المواقف، وقد يضطر البعض إلى الاقتناع بتقليل كمية الطعام أو تأجيل الوجبة. ولكن عليك أن تكون على دراية كافية بما يحدث للتغلب على قلقك من أجل الاستمرار في مهمة تحسين صحة ابنتكم.

على الوالدين أن يدركا جيدًا أن مرحلة إعادة تغذية طفلتهم المراهقة المصابة بفقدان الشهية ليست كتغذية طفل طبيعي، ولكنها روشتة علاجية لاستعادة صحة طفلتك واكتساب المزيد من الوزن، ولذلك يجب الالتزام بها بالحرف من قبل كلًا من الوالدين.

هناك نصيحة جيدة ليتمكن الوالدان من العمل بالعبارة السابقة وهي: إذا قام طبيب ابنتكم بوصف جرعة من المضاد الحيوي عن طريق تناول قرص واحد كل أربع ساعات، حينها يجب على كلا الوالدين الالتزام بالوصفة الطبية والجرعة تمامًا كما ذكرها الطبيب، وسيكون من غير المعقول أن يقوم أحدهم بتغيير الجرعة إلى قرصين أربع مرات في اليوم أو حتى يقوم بإعطاء الدواء بطريقة عشوائية غير محسوبة. وبالتالي إذا تمكنت من التعامل مع «إعادة التغذية» كوصفة طبية يجب على كلًا من الوالدين الالتزام بها. حينها سيصبح العمل الجماعي أسهل بكثير لأنه لن يكون هناك مكان للقيم الفردية والمفاهيم الشخصية.

الاستجابة العاطفية لتصرفات الطفلة المصابة

هناك أربع أشكال للاستجابة العاطفية وهي: اللامبالاة والشفقة والتعاطف والعطف.

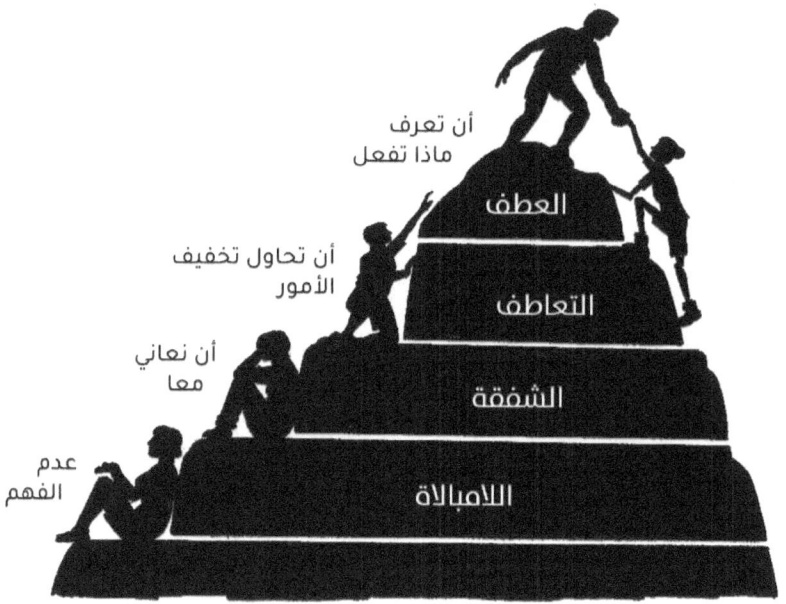

اللامبالاة

تأتي اللامبالاة في قاعدة الهرم التوضيحي لأشكال الاستجابة العاطفية: وتعني أنك منفصل عما يحدث، حيث عادة ما يستجيب معظم الآباء بهذه الطريقة عندما يجدون صعوبة في فهم طبيعة المرض ولا يتمكنوا من تفسير ما يحدث لابنتهم. تتجلى اللامبالاة عندما تسمع ردود الآباء يقولون: «لماذا لا يأكلون وحسب؟»، أو «ما مدى صعوبة تناول الطعام؟ لما كل هذا العناد؟»، في حين ترسل هذه الردود رسالة للطفلة المصابة مفادها: «أنا لا أفهم ما يحدث لك، وليس لي دخل بما تشعرين به!»

الشفقة

عادةً ما يكون لدى الآباء شعور بالشفقة عندما يهتمون بأطفالهم، وعادة ما تؤدي رؤيتهم لأطفالهم وهم مضطربين ومتخبطين إلى الشعور بالمزيد من الشفقة عليهم. الشفقة هنا تعني «المعاناة معًا»، ولكنها لن تساعد في شفاء ابنتكم أو جعلها في صحة جيدة. أما عن الرسالة التي يرسلها شعور الشفقة فهي: «أشعر بالأسف الشديد لأجلك، وأتفهم مدى صعوبة الأمر عليك، لذا لن أزيد الأمر صعوبة ولن أصر على أن تأكلي كامل وجباتك. ولكنني سأجلس معك فقط لأشاركك معاناتك!».

تنبيه: إذا كانت الشفقة هي استجابتكم الوحيدة فسوف تتعثروا أنتم وابنتكم!

التعاطف

أما عن المرتبة الثالثة من الهرم التوضيحي لأشكال الاستجابة العاطفية فهي شعور التعاطف؛ وهنا يكون الآباء متعاطفين مع أطفالهم، أي يمكنهم حقًا فهم مدى صعوبة الأمر بالنسبة لأطفالهم، ويعلم أطفالهم أيضًا أنهم متفهمين مدى صعوبة الأمر بالنسبة لهم، لذلك تظل العلاقة بينهم على اتصال بهذا الفهم المشترك. وهنا يشعر الآباء المتعاطفون بأنهم مرتبطون بشكل قوي مع أطفالهم لدرجة أنهم يرغبون فقط في تسهيل الأمر قدر الإمكان على أطفالهم حتى أنهم قد يوافقون على إطعامهم ما يرضيهم، والذي عادة ما يكون طعامًا خفيفًا أو ما تسميه ابنتكم «الأطعمة الآمنة». وعلى الرغم من أنك قد ترى بعض التحسن بإتباع هذا السلوك، إلا أنه يجب علينا أن نوضح لك أنكم وابنتكما في مأزق كبير، ولن يتم حل المشكلة! فمع الكثير من التعاطف لن تتمكن ابنتكم من تحقيق التعافي الكامل أبدًا: أي لن تتمكن ابنتكم من تناول طعام طبيعي وصحي أبدًا، ولن يحدث التعافي الكامل إذا لم تشعر ابنتكم بالراحة عند تناول كافة الأطعمة دون خوف، بما في ذلك «الأطعمة المخيفة» التي كانت تتناولها قبل فقدان الشهية، حيث يرسل التعاطف رسالة واضحة لابنتكم مفادها: «أنا أتفهم معاناتك وسأفعل ما بوسعي لأسهل تناول الطعام عليك حتى لو سيؤدي ذلك إلى تأخر التعافي الكامل».

العطف

وأخيرًا يأتي العطف على قمة الهرم؛ والمقصود هنا أن تكون عطوفًا رحيمًا، أي متفهم لمدى معاناة ابنتكم وتدرك حقًا ما تعاني منه، ولكنك مدرك أيضًا أنه إذا لم تخرج ابنتكم من هذا المأزق فلن تتعافى أبدًا ولن تعيش حياة طبيعية. في هذه الحالة فأنت ترغب حقًا في تحسين الأمور بغض النظر عن مدى صعوبة ذلك. أما عن الرسالة التي تقدمها عند شعورك بالعطف فهي: «أنا أفهمك، وأشعر بك ولكن ما أفعله هو ما سيساعدك على تحسين حالتك. وسأخرجك من تلك المعاناة بصحة جيدة».

بناءً على شدة العلاج، فإنك ستتأرجح بين هذه المشاعر الأربعة، ولكن في نهاية المطاف إذا كنت ترغب في تحسين صحة طفلتك، سيتعين عليك أن تشعر بالعطف معظم الوقت (أي تقريبًا من 90 إلى 95% من رحلة التعافي).

تذكر أنه من السهل أن تشعر بالعطف تجاه أي شخص، ولكن هناك جزء من ابنتكم لا يرغب في تلقي مساعدتك، فكل ما ترغب فيه أن تكون نحيفة وستقاتل لتظل نحيفة، لذلك عليكما - كأبوين - أن تظلا ملتزمين بالمهمة مهما قابلكم من مظاهر غضب أو عنف. كونوا مستعدين لأن ابنتكما لن تستسلم دون قتال وتذكروا المقولة الشهيرة: «نحن واحد عندما نقف متحدين، ونسقط فقط عندما نتفرق». لذا يجب دائمًا أن تكونا متحدان، من أجل ابنتكما.

وهناك طريقة جيدة للمحافظة على ثباتكما وهي ترديد بعض الشعارات مرارًا وتكرارًا عندما تشعرا بالإحباط و/أو بالرغبة في الانصياع لرغبات ابنتكم. وفيما يلي بعض من هذه الشعارات المفيدة:

- ابنتي تحتاجني لنتجاوز هذه الأزمة.
- سوف نتناول هذه الوجبة الواحدة، يومًا بعد يوم.
- إنها خائفة حقًا ولا يمكنها اتخاذ القرارات الصحيحة.
- ليست ابنتي من يفعل كل هذه السلوكيات الخاطئة، بل هو فقدان الشهية.
- إنها بحاجة إلى تناول الطعام لاستعادة صحتها، فتناول الطعام هو الطريقة الوحيدة لاستعادة ابنتي.
- إنها بحاجة إلينا لمساعدتها، ولا يمكنها محاربة فقدان الشهية بمفردها أبدًا.
- الطعام هو الشيء الوحيد الذي سيخلصها من محنتها.
- سلوكها العدواني هو في الحقيقة صرخة لطلب مساعدتي.
- فقدان الشهية يعذبها؛ كل ما علي فعله هو إطعامها.

عجلة حل المشكلات

من المهم جدًا أن تحافظ على نفسك من الإصابة بالإحباط عندما تسوء الأمور، عليك التوقع بأن هناك أوقاتًا ستسوء فيها الأمور، على الرغم من الجهود المبذولة وحرصك الشديد. لذا تذكر دائمًا أن هذا هو الوقت الذي يجب أن تقوي فيه عزيمتك وتخطط لكيفية القيام بالأشياء بشكل

مختلف. ننصحك بإلقاء نظرة على عجلة حل المشكلات مع شريكك واتباع الخطوات المذكورة. فكثيرًا ما يجد الآباء أن عجلة حل المشكلات مفيدة حقًا، لذا أشجعك بشدة على استخدامها بشكل متكرر لأنها تعزز الدعم والتواصل بين الوالدين.

وفيما يلي سنشرح الخطوات المذكورة على العجلة:

الخطوة 1. توضيح المشكلة. اجلسا معًا وناقشا الأمور التي لم تنجح خلال النهار أو أثناء إعادة التغذية. لا تفعلا هذا أمام ابنتكما، فمن الأفضل أن تتخيرا مكانًا خاصًا في المنزل بعيدًا عن مسمع ابنتكم حتى لا يشعرها فقدان الشهية أنها فازت بالجولة. بعض الأمثلة للأمور التي يمكن مناقشتها: لماذا أخذت وقت طويل جدًا لتناول الطعام أو رمي الطعام المتكرر أو الحركة/ممارسة التمارين، وما إلى ذلك من سلوكيات أو أي شيء تشعرون به ويؤثر على تعافي ابنتكم.

الخطوة 2. طرح خيارات جديدة معًا. حاولا توقع سبب تصرف ابنتكم بهذه الطريقة. عادةً ما يكون السلوك مدفوعًا بالخوف والقلق. فكرا معًا في كيفية تقليل هذا الخوف والقلق؟ كيف كنتما تديران مثل هذه المواقف قبل أن تصاب الطفلة بفقدان الشهية؟ كيف تمكنتم من تهدئتها ودعمها سابقًا؟ لا أحد يعرف ابنتكما أفضل منكما، لذا فكرا في وسائل التشتيت والدعم التي ستساعد الطفلة بشكل أفضل. ولا شك أن المعالج المختص سيكون داعم قوي لكما لإنهاء المهمة بنجاح.

الخطوة 3. تحديد نقاط القوة لدى بعضكما البعض، حيث يتمتع كلًا منكم بنقاط قوة ونقاط ضعف محددة، لذا عليكما الاستفادة من نقاط القوة لدى كل منكما. من المستحسن أن يتواجد كلا الوالدين في أوقات تناول الوجبات والتعاون معًا لمواجهة سلوكيات الطفلة، إلا أن هذا قد يكون غير ممكن في بعض الأحيان. تأكدا أيضًا من تبادل المسؤولية إذا شعر أحدكما بالإرهاق. نظرًا للمشاعر الكثيرة التي يعاني منها الآباء والأمهات خلال مرحلة إعادة التغذية، لا مشكلة إطلاقًا في تسليم المهمة إلى شريكك إذا شعرت بالحاجة إلى ذلك لبعض الوقت.

الخطوة 4. ضعا خطة استعدادًا للمرة القادمة التي تقوم فيها ابنتكم بالسلوك الذي يزعجكما. على سبيل المثال، إذا كنت تواجه صعوبة في تغذية الطفلة بمفردك، فهل يمكنك إجراء مكالمة فيديو مع شريكك أو أي شخص أخر يمكنه دعم ابنتكم مثل صديق أو أحد الأجداد مثلًا.

الخطوة 5. تنفيذ الخطة. عليكما أن تثقا في خطتكم الجديدة. لا تطلبا الإذن ولكن اعترفا بمشاعر ابنتكم دون إلقاء اللوم عليها، ويمكنكم أن تقولا لها: «نعلم مدى صعوبة الأمر في الوقت الحالي، ولكننا بحاجة إلى القيام بذلك لإعادة حياتك إلى المسار الصحيح» وما إلى ذلك من العبارات التشجيعية.

الخطوة 6. مراجعة النتائج والاحتفال بالنجاح. هل نجحت الخطة؟ إذا كان الأمر كذلك، احتفلوا بنجاحكم أو قوموا بإجراء أي تعديلات وتحسينات لتنجح الخطة المرة القادمة.

توضيح المشكلة
طرح خيارات جديدة معًا
تحديد نقاط القوة
ضع خطة استعدادًا للمرة القادمة
تنفيذ الخطة
مراجعة النتائج والاحتفال بالنجاح

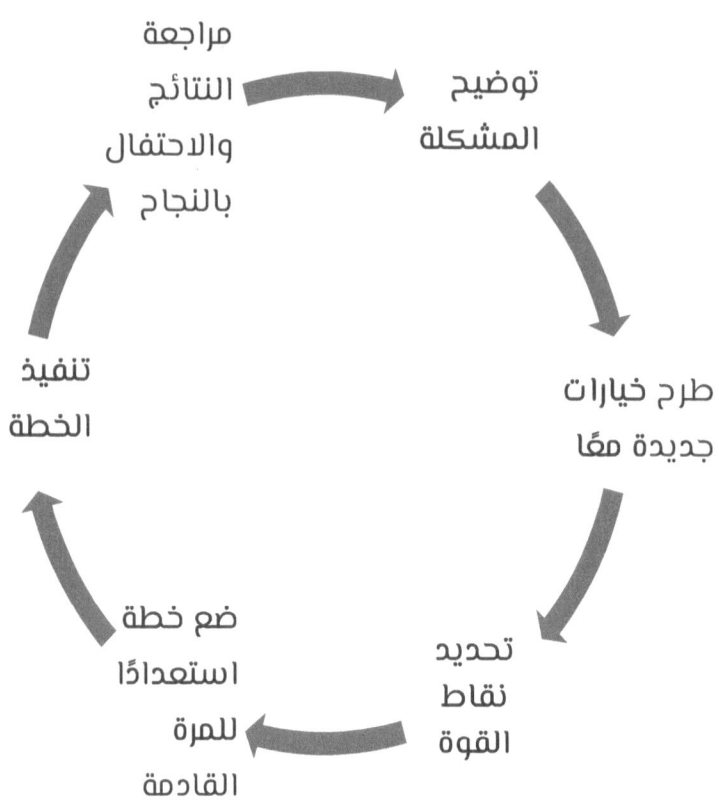

كيف يجب أن أتعامل مع ابنتي؟

تُرى ما الذي يجعل الأطفال والمراهقون يشعرون بالأمان؟

إحدى المهام الأساسية للأبوين هي تربية أطفال آمنين وسالمين؛ ولكي يتمكنوا من تحقيق ذلك يحتاج الآباء والأمهات إلى توفير بيئة متسقة وآمنة ليشعر الأطفال بالأمان لاستكشاف الحدود وهم على علم بأن والديهم هنا دائمًا حتى في أوقات الفشل أو الإخفاق في تحقيق النجاح. لذلك يحتاج الأبوين إلى وضع حدود مناسبة للسلوكيات المقبولة وغير المقبولة، وهذا ما يسمى بال «التربية الواثقة الفعّالة» حيث يكون لدى الطفلة ثقة في والديها ودعمهم الكامل. لا شيء يخيف الطفلة أكثر من الشعور بعدم السيطرة، وكذلك شعورها بأن والديها أيضًا يشعرون بعدم السيطرة.

فقدان الشهية يجعل ابنتكم تشعر بعدم السيطرة على الرغم من أنه يوهمها بأنها مسيطرة على كافة الأمور. فلو افترضنا أنها على حق «مسيطرة»، إذًا فلما تعرض صحتها للخطر إلى هذا الحد! ويؤسفنا التأكيد على أن فقدان الشهية يجعل الآباء أيضًا يشعرون بعدم السيطرة.

وهنا يجب التحذير من أن تُظهر أي علامات تشير إلى أنك خائف من فقدان الشهية أو حتى من سلوك ابنتك، فحينها ستشعر بأنها لا تستطيع الاعتماد عليك وأنك قد تخليت عنها عندما كانت في أمس الحاجة إليك، كما أن إظهار الخوف من فقدان الشهية يمكن أن يجعل ابنتك تشعر بأنها قوية ولديها السلطة الكاملة، وبالتالي ستتأكد أن فقدان الشهية هو الوحيد الذي يمكنه الحفاظ على سلامتها و أنه من يوفر لها الأمان الكامل. فلو فقدت ابنتكم احساسها بالأمان معك وشعرت بأنها لا تستطيع الاعتماد عليك، ستشعر بأنه لن يبقى لها سوى الاعتماد على اضطراب الشهية؛ وبالتالي ستظل ابنتكم خاضعة لفقدان الشهية، وسيزداد شغفها بالاعتماد على الذات ومقاومة مساعدة الآخرين.

ونصيحتنا لك هي أن تتعامل مع ابنتك بطريقة هادئة وغير انتقادية حتى في أوقات الضيق والغضب الذي قد يسيطر على ملامحها. حيث يجب أن تُظهر لابنتك أنك تسيطر على الموقف تمامًا وأنك تعرف جيدًا ما تفعله على الرغم من أنك قد تشعر داخليًا بنفس القدر من الضيق وأنك غير متأكد مما تفعله. اعتقادك الراسخ بأنك تفعل الشيء الصحيح سوف يجعل ابنتك تشعر بالأمان، أما إذا لم تتمكن من مساعدتها - كوالد أو الشخص الذي تثق به ابنتك طوال حياتها، فإنها ستعتقد تلقائيًا أن ليس هناك من يمكن الوثوق به وبالتالي فهي غير آمنة ولن تشعر بالأمان مرة أخرى.

تمرين عملي يوضح الشعور بالأمان: أغمض عينيك للحظة وتخيل أنك في غرفة مع مجموعة من الأصدقاء وهناك حريق في الغرفة المجاورة. ثم يأتي رجل الإطفاء يركض إلى غرفتك بقلق وتوتر ويلوح بذراعيه وهو يصرخ مرارًا وتكرارًا بأن هناك حريقًا في الغرفة المجاورة وأن الأمر خرج عن السيطرة. وهنا ترسل لك تصرفاته رسالة قوية بأنه غير متأكد من قدرته على إخماد الحريق، وأنه غير متأكد مما إذا كان بإمكانه إخراج الجميع بسرعة وأمان. فعلى الرغم من نواياه الطيبة فإن افتقاره إلى الثقة يثير قلقك وخوفك من الخطر المحيط بك. كما أن تصرفات رجل الإطفاء تثير

الشك بداخلك وتجعلك تتساءل عما إذا كان يجب عليك الاستماع إليه وما إذا كان حقًا متمكنًا مما يفعل.

الآن تخيل نفس السيناريو ولكن هذه المرة يأتي رجل الإطفاء إلى غرفتك بهدوء شديد ويخبرك أن هناك حريقًا في الغرفة المجاورة وأن كل شيء تحت السيطرة، وسيتم إطفاء الحريق قريبًا، وأنه لا يوجد ما يدعو للقلق، وأنك إذا اتبعت تعليماته وحافظت على هدوئك سيتمكن من إخراج الجميع بأمان. حينها سيجعلك هذا التصرف تشعر تلقائيًا بالأمان والاحتواء، وبالتالي ستزداد ثقتك في رجل الإطفاء هذا وستتأكد أنه الوحيد القادر على مساعدتك.

أنت بحاجة إلى الرد على ابنتك بطريقة مماثلة - كرجل الإطفاء الهادئ الواثق - حتى تشعر بالاحتواء والأمان وتتأكد أنك ستساعدها والأهم أنها ستتأكد من أنه بمقدورك مساعدتها، مما يعطيها رسالة مفادها أنك ستحافظ على سلامتها ولن تدع أي مكروه يحدث لها.

ننصحك بتقديم الاعتذار والابتعاد عن المكان إذا كنت تتعامل مع ابنتك وشعرت بالغضب أو أنك ستفقد السيطرة على أعصابك، حينها يمكنك أن تطلب من شريكك أن يتولى المسؤولية بدلًا منك. ضع في اعتبارك أن الغضب من ابنتك لن يؤدي إلا إلى شعورها بالذنب. كما أنه يبعث رسالة إلى فقدان الشهية بأنه انتصر وكسب هذه الجولة؛ وبالتالي، سيستمر فقدان الشهية في ممارسة السلوك الذي يزعجك لإحباطك بما يكفي حتى تستسلم.

وفي بعض الأحيان، قد يشعر الآباء بالخوف أو بالضيق بالقدر نفسه الذي يشعر به أطفالهم، ويزداد شعورهم بالضيق والحنق عندما يحاولون إطعام أطفالهم. لا تقع في هذا الفخ فهذه هي طريقة فقدان الشهية لإبعادك عن مهمتك الأساسية. الطريقة الوحيدة لتخفيف معاناة ابنتك هي استعادة وزنها الصحي، لذلك عليك الاستمرار في المهمة وإطعامها مهما كلفك الأمر. قد تشعر ابنتك بالسعادة المؤقتة عندما لا تجبرها على تناول المزيد من الطعام، ولكن حتمًا ستستمر معاناتها الصحية خصوصًا مع استمرار وزنها غير الصحي وتغذيتها السيئة التي لا توفر الدعم والنمو اللازم لجسمها.

كيف أتعامل مع نوبات غضب ابنتي؟

يعاني العديد من الآباء والأمهات من صعوبة فهم أطفالهم وإدارة اضطرابهم، فمشاهدة ابنتكم وهي تشعر بفقدان السيطرة وتبكي وتصرخ والحزن والضيق يسيطران عليها قد يجعلك تشعر بالضعف الشديد والعجز وبنفس الضيق والحزن الذي تشعر به ابنتكم.

يشعر معظم الأطفال الذين يعانون من فقدان الشهية بالضيق الشديد عند التعامل مع كمية الطعام التي يتعين عليهم تناولها وما يترتب على ذلك من زيادة في الوزن، وعادةً ما يؤدي تناول الطعام والوزن الزائد إلى شعور ابنتكم بفقدان السيطرة، حيث تشعر بعض المراهقات بالضيق الشديد لدرجة أنهن قد يلجأن لإيذاء أنفسهن أو التهديد بالانتحار أو محاولة الهرب، وبالطبع سوء معاملة والديهن. وهنا عليك أن تتذكر أسباب ضيق ابنتكم ومعاناتها (راجع العوامل الموضحة في الصفحات من 11 إلى 14). نأمل أن تقل هذه السلوكيات عندما تصبح ابنتكم أكثر صحة. مع العلم أن بعض المراهقات قد يحتجن وقتًا طويلاً للسيطرة على أفكار فقدان الشهية، ما يقرب من 21 إلى 81 شهرًا حتى تختفي تمامًا ويتم التخلص منها. ضع في اعتبارك أن ابنتكم قد تتعرض لصدمة دماغية أثناء التخلص من تلك الأفكار، وبالتالي يحتاج الدماغ إلى وقت كاف للتعافي. على سبيل المثال، إذا تعرضت ابنتكم لكسر خطير في الساق، فسوف يستغرق الأمر قدرًا كبيرًا من الوقت حتى تتمكن ابنتكم من استخدام ساقها بشكل طبيعي.

تشبه نانسي زوكر العواطف في تلك المرحلة بالأمواج العالية؛ وهو ما قد يساعد الآباء على فهم ما يحدث لأطفالهم عندما يشعرون بالحزن وإدراك كيف تتصاعد عواطفهم وانفعالاتهم مثل «الأمواج العاطفية».[12]

فعندما تتعرض ابنتكم لموقف تشعر فيه بعدم السيطرة وتفقد القدرة على التحكم، حينها تزيد طاقتها العاطفية وتعلو انفعالاتها، فكلما اقتربت ابنتكم من ذروة موجتها العاطفية كلما زادت شدة الضيق والغضب الذي تشعر به. على سبيل المثال، عندما تواجه ابنتكم الطعام، سيبدأ ضيق وغضب ابنتكم (الطاقة العاطفية) في الارتفاع. ومع تصاعد الموجة العاطفية، تقل قدرتها على التفكير بوضوح واستعادة السيطرة على المشاعر. وعندما تصل ابنتكم إلى ذروة موجتها العاطفية، ستكون قد وصلت إلى حالة من الإثارة العاطفية الشديدة، وفي هذه المرحلة يشتد الخوف والتوتر لدرجة أن ابنتكم لا تستطيع الاستجابة بشكل منطقي وعقلاني. عادةً ما يتطلب كل مستوى من مستويات «الموجة العاطفية» استجابة مختلفة لاحتواء الموقف وطمأنة ابنتكم.

دعونا نتفق أن ابنتكم تحتاج إلى مساعدتكم لتخرج من موجتها العاطفية وتعود إلى حالة أكثر هدوءًا. مهمتك هي أن تتعلم كيفية تهدئتها ومساعدتها على اكتساب المهارات اللازمة حتى تتمكن من الخروج بأمان من هذا الموقف.

يجب أن تتدخل وتستخدم أساليب التشتيت والتهدئة الذاتية عندما تبدأ الموجة العاطفية في التصاعد، لأن ابنتكم في هذه المرحلة مازالت محتفظة ببعض القدرة على التركيز وربما التنظيم الذاتي. ولكن إذا فات الأوان ووصلت إلى ذروة الموجة، حينها لن يُجدِ الحديث المنطقي أي نفع. وننصحك بتوفير بعض الراحة الجسدية لابنتكم من خلال العناق وإخبارها أنك ستحميها مهما كلفك الأمر. ودائمًا يفضل التدخل قبل أن تصل ابنتكم إلى ذروة الموجة العاطفية.

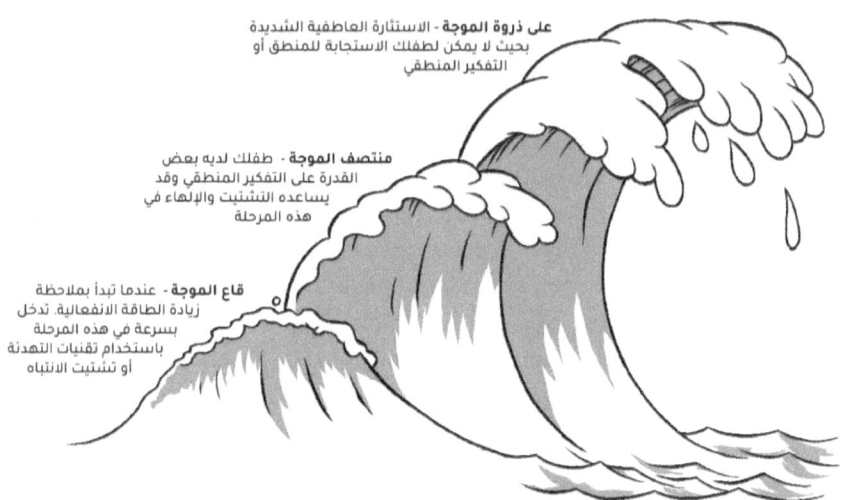

كيف أخلص ابنتي من الموجة العاطفية؟

التشتيت هو عملية التفكير في شيء ما باهتمام شديد حتى تفقد التركيز على الفكرة/الموقف الأصلي الذي تسبب في الضيق. ويساعد التشتيت أيضًا في تحويل انتباهك مؤقتًا عن المشاعر القوية التي تزعجك. يلجأ الآباء إلى أساليب تشتيت الانتباه فور إدراكهم أن أطفالهم سوف يواجهون موقفًا مؤلمًا أو أنهم يواجهونه حاليًا. وبالنسبة للمراهقات اللاتي يعانين من فقدان الشهية، فعادةً ما تتعلق المواقف الأكثر إزعاجًا بتناول الطعام (قبل أو بعد أو أثناء وقت الوجبة). لذلك، يجب أن تتزامن استراتيجية التشتيت التي تقررها مع الوقت الذي تشعر فيه أن قلق ابنتكم سيكون في ذروته. وفيما يلي نعرض أمثلة لمثل تلك الأوقات:

- بعد تناول الوجبة - يمكن لفقدان الشهية أن يجعل ابنتكم تشعر بالذنب الشديد بعد تناول الوجبة، حيث قد تغمرها أفكار كره الذات والإحساس بالفشل بسبب فقدان السيطرة. حينها تميل ابنتكم إلى التخلص من السعرات الحرارية التي استهلكتها إما عن طريق القيء و/أو ممارسة الرياضة. لذلك ننصحك بتقديم بعض أنشطة الإلهاء أو استخدام أساليب التشتيت بعد الوجبات لصرف انتباهها عن هذه الأفكار.

- قبل الوجبة - تتوتر العديد من المراهقات قبل تناول الطعام لأنهن يفكرن في الكمية والأطعمة التي سيجبرهم آباؤهن على تناولها. حيث يشعرن أنهن بحاجة إلى معرفة ما

يحضره آبائهن وما الذي يضعونه في الوجبة. لذلك ننصحك بإبقاء ابنتكم بعيدًا عن المطبخ واستخدام أنشطة الاسترخاء و/أو أساليب تشتيت الانتباه.

- أثناء الوجبة - يمكن أيضًا أن يكون تناول الوجبة وقتًا صعبًا، لذا عليك استخدام أساليب التشتيت أثناء تناول الوجبات. حيث تجلس العديد من العائلات معًا أثناء تناول الوجبات وتحاول بدء محادثات حول الأحداث اليومية التي لا علاقة لها بالطعام والتي قد تشتت انتباه أطفالهم؛ سيسمح الكثيرون لبناتهم المراهقات بمشاهدة برامجهم التلفزيونية المفضلة أو مقاطع الفيديو على الإنترنت أو ممارسة الألعاب أثناء تناول الطعام كوسيلة لتشتيت الانتباه.

من الأمور التي يجب أن تعرفها عن عدوك «فقدان الشهية» هو معرفة الوقت الذي يكون فيه أكثر شراسة ومتى يكون في أقوى حالاته. هل أثناء وجبة الصباح أم وجبة المساء؟! وذلك لتستعد له بأفضل الاستراتيجيات والخطط الفعالة لإدارة ضيق وغضب ابنتكم.

لا يقتصر توتر ابنتكم على كمية ونوعية الطعام وزيادة الوزن فقط، حيث ستكون هناك مناسبات طوال فترة العلاج تشعر فيها ابنتكم بمزيد من التوتر والضيق كاستجابةً لأفكار فقدان الشهية حول صورة جسدها وهي مرتدية الملابس الضيقة و/أو عندما ترى انعكاس صورتها في المرآة. عليك تعلم قراءة تلك المواقف بسرعة قبل أن تتصاعد موجة ابنتكم العاطفية وتصل لمستوى عالٍ يصعب فيه التعامل مع الموقف. وتذكر أنه كلما انخفض مستوى الموجة، كان من الأسهل إعادتها إلى الشاطئ سالمة.

وعادة ما يعرف الآباء أذواق أطفالهم وما يحبونه وما يكرهونه، لذا عليك اختيار استراتيجية تشتيت تتمحور حول اهتمامات ابنتكم لتحقق نجاح أكبر.

وفيما يلي بعضًا من الاستراتيجيات التي استخدمها العديد من الآباء وكانت مفيدة حقًا. يمكنك أن تكون مبدعًا وتبتكر أفكارًا جديدة، فلا أحد يعرف ابنتكم أفضل منكما. وتذكر أن الاستراتيجية يجب أن تساعد ابنتكم على تركيز انتباهها بشكل كامل على النشاط الذي تقدمه. ففي بداية العلاج، لا يمكن أن تعتمد الإستراتيجية على استهلاك الكثير من السعرات الحرارية؛ ولذلك يجب أن تكون الأنشطة هادئة ولا تستلزم الحركة. وعندما تكتسب ابنتكم المزيد من الوزن، يمكنك حينها أن تستخدم الاستراتيجيات الأكثر نشاطًا مثل المشي لمسافة قصيرة وما إلى ذلك. وعلى أي حال، يجب أن تستشير معالج مختص بالعلاج القائم على الأسرة فيما يتعلق بأي نشاط إضافي تمارسه مع ابنتكم.

استراتيجيات التشتيت

- الزنتانجل: هو شكل فني معقد يتطلب الكثير من التركيز وعادة ما تحب العديد من المراهقات المبدعات هذه التقنية، ويطلق عليه عادة «اليوغا العقلية».
- كتب التلوين: عادة ما يكون التلوين مريحًا جدًا ويستغرق وقتًا طويلًا وممتعًا.
- التلفزيون واليوتيوب: وهما من عوامل التشتيت الرائعة، خاصة «مقاطع الفيديو المنزلية

المضحكة» و«مقاطع الفيديو المضحكة للقطط/الحيوانات». في الواقع، تعد مقاطع فيديو القطط هي أكثر مقاطع الفيديو مشاهدة على اليوتيوب فهي مضحكة للغاية وتساعد على تشتيت الانتباه.

- الفنون الإبداعية: إذا كانت ابنتكم مبدعة وتحب صنع الأشياء، فكن مبدعًا معها وابتكرا سويًا الكثير من الأشياء اللطيفة.
- الكتب الصوتية: إذا كانت ابنتكم تحب القراءة، فإن الاستماع إلى إحدى رواياتها المفضلة أثناء تناول الطعام يمكن أن يشغل تفكيرها عن الوجبة.
- ألغاز الألعاب الإلكترونية: مثل ألعاب الإنترنت المجانية وما إلى ذلك.

استراتيجيات التهدئة الذاتية

- الاستماع إلى موسيقى التأمل/الاسترخاء المريحة. حيث تحتوي العديد من التطبيقات الإلكترونية على مجموعة كبيرة ومتنوعة من الموسيقى الهادئة التي يمكن الاستماع إليها مجانًا.
- تطبيقات التنفس والتهدئة - هناك العديد من التطبيقات التي تساعد على التنفس والتأمل مثل: Smiling Mind و Fast Calm.
- التأملات الموجهة والتصوير الذهني - هناك العديد من التطبيقات التي توفر تأملًا موجهًا، أو حتى يمكنك توجيه ابنتكم بنفسك.

تذكر أن عامل التشتيت يجب أن يكون مثيرًا للاهتمام وجاذبًا للتركيز ليشغل تفكيرها لفترة طويلة.

خواطر إحدى أولياء الأمور حول استخدام أساليب التشتيت أثناء إعادة التغذية

اقترح المعالج على ابنتنا استخدام «الزنتانجل» أو «اليوغا العقلية» أثناء أوقات تناول الوجبات، حيث كانت ابنتنا ترسم صور الزنتانجل بنفسها مما ساعدها على إنهاء العديد من الوجبات الصعبة بنجاح. لقد كانت الصور إبداعية حقًا وتتطلب المزيد من الاهتمام بالتفاصيل، والأهم من ذلك كله، أن هذه الرسومات ساعدت ابنتنا كثيرًا لكي تبقى هادئة وواثقة. كانت الرسومات جميلة لدرجة أنها كانت فخورة بأعمالها الفنية.

وبمرور الوقت اكتشفت ابنتنا أيضًا طريقة التنفس لتهدئة عقلها أثناء أوقات الوجبات الصعبة بشكل خاص. حيث كانت تتخيل «مربعًا»، وتبدأ من أسفل المربع، وتأخذ شهيقًا لأربع عدات حتى

أعلى المربع، ثم تحبس أنفاسها لأربع عدات عبر الجزء العلوي من المربع، ثم تزفر أربع عدات من أعلى المربع إلى أسفله، ثم تحبس أنفاسها لأربع عدات حتى العد السفلي الأخير «من اليمين إلى اليسار». كانت هذه التقنية تعمل على تهدئة معدل ضربات قلبها وتساعد إلى حد ما على تخفيف قلقها.

وبعد تناول الوجبات، اكتشفنا أنه من المهم صرف انتباه ابنتنا عن أفكارها وتوترها، فكنا نذهب في نزهة سريعة لمدة 20 دقيقة معًا، مما يمنحنا وقتًا للتحدث عن أشياء مختلفة ولطيفة. وفي كلتا الحالتين، سواء كانت صامتة أو تتحدث معنا، كانت تشعر عمومًا بمزيد من الاسترخاء والراحة بعد المشي.

وكذلك كنا نلعب تنس الطاولة بعد الوجبات. لم نكن نمتلك طاولة لتنس الطاولة، لذا قمنا بشراء مضارب وكرات وشبكة محمولة لتثبيتها على طاولة غرفة الطعام. قضينا ساعات طويلة من لعب تنس الطاولة كعائلة وأصبحنا نتنافس على من الأفضل!

بالإضافة إلى ذلك، اشترينا كل موسم من مسلسل «Friends» على أقراص DVD، وكانت ابنتنا تشاهد حلقتين إلى ثلاث حلقات كل ليلة بعد وجبات المساء. كانت تتطلع إلى هذا وكنا حقًا سعداء برؤيتها تضحك مرة أخرى.

وخلال الأيام الأولى لإعادة التغذية، قررنا أنه قد حان الوقت للحصول على جرو صغير، ليس فقط لابنتنا ولكن أيضًا لعائلتنا بأكملها. لقد تأثر أطفالنا الصغار بشدة بالتقلبات العاطفية المتمثلة في إعادة التغذية، وقد أعطى كلبنا الرائع ابنتنا وإخوتها الكثير من الحب والراحة، وهو لا يزال يمنح. كثيرًا ما تقول ابنتنا إنها لا تعرف ما الذي كانت ستفعله بدون هذا الجرو اللطيف. وبالطبع لا ينضم الجرو إلينا أثناء أوقات الوجبات!

فقدان الشهية العصابي هو مرض نفسي معقد وكثيرًا ما شعرنا أننا نتعلم منه الكثير، حيث كنا نقوم بالبحث ونقرأ كثيرًا عن اضطرابات الأكل في كل لحظة، إلى جانب حضور اجتماعات منظمات اضطرابات الطعام، والبحث عن إجابات عبر الإنترنت من خلال موقع المنظمة العالمية الداعمة لأسر مريضات اضطراب الطعام (والمعروفة اختصارًا بـ F.E.A.S.T)، فضلاً عن البحث في كثير من المنتديات عبر الإنترنت. ولقد حضرنا أيضًا مؤتمرًا حول اضطرابات الطعام، والذي كان مفيدًا وغنيًا بالمعلومات وأتاح لنا الفرصة للتواصل مع عائلات المصابين الأخرى. كنا نعلم أنه من الضروري الحصول على أكبر قدر ممكن من المعلومات والمعرفة لمساعدة ابنتنا على التعافي من مرضها.

كتبته،

إحدى الأمهات

بعض النصائح البسيطة لمساعدة ابنتكم على إدارة قلقها

تشير الأبحاث الحالية إلى وجود علاقة كبيرة بين القلق واضطرابات الطعام، حيث تعاني نسبة عالية من المراهقات المصابات بفقدان الشهية من قلق الطفولة، وهذا ينبئ بأعراض أكثر حدة للاضطرابات الغذائية.[13] ومن المتوقع أن تستمر المراهقات اللاتي يعانين من قلق الطفولة في الشعور بالقلق الشديد حتى بعد استعادة الوزن. فخلال فترة الإصابة بفقدان الشهية، تتطور لدى ابنتكم العديد من المخاوف والأفكار غير الواقعية حول الطعام والتي من شأنها أن تؤدي إلى تفاقم أي قلق موجود مسبقًا. ستتأثر ابنتكم أيضًا بـ «القلق الاستباقي»، مما يعني أنها ستصبح قلقة جدًا عند التفكير في تناول الوجبة التالية التي تحضرها حتى قبل تقديم الوجبة.

وبشكل أبسط، يأتي القلق نتيجة للأفكار التي تقنعك بأنك لن تتمكن من التعامل مع موقف أو حدث معين. مثال: فكرة أني لن أحصل على درجة جيدة في امتحاني. وتستمر في القلق والتفكير في تلك الفكرة بشكل مستمر حتى تقنع نفسك أنك ستفشل رغم كل ما تبذله من جهد في الدراسة للامتحان. ففي الواقع، أنت تبني صورة ذهنية لنفسك وأنت فاشل من خلال التفكير المستمر في الفكرة/النتيجة السلبية، وبالتالي تقوم بـ «تعزيزها» ومن ثم تقوية المسار العصبي السلبي.

إحدى الطرق الجيدة لإدارة هذا القلق هي استبدال الصورة/الفكرة السلبية بالتأكيدات الإيجابية وخلق صورة إيجابية للحصول على «درجة جيدة» في الامتحان. حيث تحتاج إلى تكرار التأكيدات والأفكار الإيجابية وتصور نجاحك بقدر ما تستطيع طوال اليوم حتى تقنع عقلك في النهاية بأنك ستحصل على «الدرجة النهائية». وهنا أنت تعمل على إعادة برمجة دماغك عن طريق إنشاء مسارات جديدة والتخلص من المسارات السلبية (القلق)، وبالتالي تقليل حدة القلق.

ضرورة التعرض للصدمات

عادةً ما يصبح لدى المراهقة التي تعاني من فقدان الشهية ومستويات عالية من القلق الكثير من الأفكار والمخاوف السلبية بشأن بعض الأطعمة التي تصنفها على أنها «مخيفة»، بالإضافة إلى العواقب المقلقة التي ستحدثها هذه الأطعمة على جسمها. قد تصاب المراهقة أيضًا بالقلق بشأن تناول الطعام أمام الآخرين أو الخروج لتناول الطعام في الأماكن العامة. لكن قلقها المستمر بشأن هذه الأمور لن يؤدي إلا إلى تعزيز معتقداتها الخاطئة. على الرغم من القلق الذي تشعر به ابنتكم، إلا أنها تحتاج إلى مساعدتك لمواجهة هذه المخاوف من خلال تعريضها المباشر لما تخافه، وهذا هو ما يسمى بـ «العلاج بالتعرض». لذلك سوف تحتاج إلى تشجيع ابنتكم بلطف على تناول الأطعمة التي تخشى من تناولها، وعلى تناولها في الأماكن العامة ومع الآخرين. إذا لم تعرض ابنتكم لما يثير قلقها، فلن تتمكنا من الوصول إلى الشفاء الكامل أبدًا.

ومما لا شك فيه أن العديد من هذه المواقف سوف يثير القلق الاستباقي. أحد الطرق الجيدة لمساعدة ابنتكم على إدارة هذه المواقف هو تعليمها تمارين التنفس العميق؛ وتتمثل الاستراتيجية الجيدة في تسجيل عدد المرات على مدار اليوم، وذلك عن طريق مطالبة ابنتكم بالجلوس بشكل مريح ووضع يديها على بطنها وإغلاق عينيها وأخذ أنفاس عميقة بطيئة إلى أسفل بطنها والشعور بارتفاع وهبوط بطنها بينما تركز على تنفسها. كما تطلب منها أيضًا أن تتخيل نفسها هادئة ومرتاحة. ستحتاج إلى القيام بذلك لمدة دقيقتين من 10 إلى 21 مرة يوميًا. يمكن أن يكون ذلك مفيدًا أيضًا قبل الوجبات وبعدها. كما يمكن أداء هذا التمرين معًا أو يمكنك توجيه ابنتكم خلال التمرين. التكرار المستمر لعمليات تسجيل النقاط يهدف إلى تعليم ابنتكم التنظيم الذاتي، مع العلم أن العديد من الآباء قد أفادوا بأن هذا التمرين مفيد جدًا في تقليل التوتر والقلق المصاحب لمرحلة إعادة التغذية.

مصادر متاحة لأولياء الأمور

الكتب:

Decoding Anorexia - Carrie Arnold

My Kid is Back - June Alexander & Daniel le Grange

Skills Based Learning for Caring for a Loved One with an Eating Disorder - Janet Treasure

Eating with your Anorexic, A Mother's Memoir - Laura Collins

Throwing Starfish across the Sea - C Bevan & L Collins

Anorexia and other eating disorders - how to help your child eat well and be well - Eva Musby

Help Your Teenager Beat an Eating Disorder - James Lock and Daniel LeGrange

Brave Girl Eating - Harriet Brown

المواقع الإلكترونية:

www.youtube.com الدكتور جيفري ديساربو - موقع يشرح علم الأعصاب المتعلق باضطرابات الطعام

www.maudsleyparents.org موقع يشرح العلاج القائم على الأسرة (FBT).

http://evamusby.co.uk/anorexia-help-your-child-eat-with-trust-not-logic/ &http://evamusby.co.uk/videos-eating-disorder-anxiety-child/

www.feast-ed.org المنظمة الدولية لمقدمي الرعاية لمرضى اضطرابات الطعام. يخدم العائلات من خلال توفير المعلومات والدعم المتبادل.

www.aroundthedinnertable.org منتدى مع أهالي الأطفال الذين يعانون من اضطرابات الطعام لتبادل الاستراتيجيات والتجارب

www.mindnessforteens.com موارد اليقظة للشباب.

https://www.youtube.com/watch?v=G0T_2NNoC68 (دانيال سيجل)

ماذا يحدث للدماغ عندما يشعر الطفل بالحزن؟

chttps://www.youtube.com/watch?v=wRKV1ltiSF -اضطرابات الطعام وعلم الأعصاب

https://www.youtube.com/watch?v=W1YjNIF-U7M - ما هي اضطرابات الطعام بقلم بريان لاسك

المراجع

1. Lock J & LeGrange D., Treatment Manual for Anorexia Nervosa - A Family Based Approach, Second Ed. 2013, Guilford Press, NY, London.

2. Doyle P, LeGrange D, Loeb K, Doyle A, Crosby R, Early response to Family-Based Treatment for adolescent Anorexia Nervosa, (2009), Int J Eating Disorders, 43(7):659-62

3. Lock J, Agras WS, Bryson S, Kraemer HC, (2005): Comparison of short and long-term family therapy for adolescent anorexia nervosa, J AM Acad Child & Adolescent Psychiatry, 44:632-639

4. Lock J, (2015): An Update on Evidence-Based Psychosocial Treatments for Eating Disorders in Children and Adolescents, Journal of Clinical Child & Adolescent Psychology, DOI: 10.1080/15374416.2014.971458

5. Lask B, & Frampton I, Eating Disorders & the Brain, 2011, Pub Wiley-Blackwell.

6. Nunn K, Hanstock T, & Lask B, The Who's Who of the Brain, 2008, Jessica Kingsley Pub. London & Philadelphia

7. Nunn K, Frampton I, Gordon I, Lask B, 2008: The Fault is not in her parents but in her insula - a neurobiological hypothesis of anorexia. Eur Eat Disord Rev, 16(5):355-60.

8. Kleiman S, Carroll I, Tarantino L, Bulik C, 2015: Gut Feelings: A role for the intestinal microbiota in anorexia nervosa? Int J Eating Disorders, 48:449-451

9. White H, Haycraft E, Madden S, Rhodes P, Miskovic-Wheatley J, Wallis A, Kohn M, Meyer C, 2014: How do parents of adolescent patients with anorexia nervosa interact with their child at mealtimes? Int J Eating Disorders, 48(1):72-80

10. Schebendach JE, Mayer LE, Devlin MJ, Attia E, Contento IR, Wolf RL, Walsh T., 2011, Food choice and diet variety in weight-restored patients with anorexia nervosa. J Am Diet Assoc. 111:732-736

11. Ellison R, Rhodes P, Madden S, Miskovic J, Wallis A, Billie A, Kohn M, Touyz S, 2012: Do the components of manualised family-based treatment for anorexia nervosa predict weight gain? Int J Eating Disorders, 45:609-614

12. Zucker N, 2008, Off the Cuff - A Parent Skills Book for the Management of Disordered Eating. Duke University Medical Centre.

13. Kaye W, Wierenga CE, Bailer UF, Simmons AN, Bischoff-Grethe A. 2013, Nothing Tastes as Good as Skinny Feels: The Neurobiology of Anorexia Nervosa. Trends in Neuroscience, 36(2).

* Estimates of prevalence of Anorexia obtained from the Eating Disorders Victoria website (eatingdisorders.org.au)